JN274288

はじめての麻酔科学

著 森本 康裕（宇部興産中央病院）

克誠堂出版

序　文

　新研修医制度が始まって10年以上が経過した。その間、麻酔科領域では研修医向けの書籍が多く出版された。それらの多くは日々の臨床に必要なマニュアル的なものであり、麻酔科学の本質や面白さを伝えるものではなかった。例えば血圧低下時にはエフェドリン1Aを10 mLに希釈して1 mL投与するという知識は日々の臨床で必須ではあるが、なぜエフェドリンなのか。アドレナリンではダメなのかという点も専門医には重要である。

　一方、本格的に麻酔科学を学ぼうとするといきなりミラーの麻酔科学になってしまう。英語であることもあり麻酔科を志望する研修医がいきなり読むにはやや敷居が高いのは否めない。

　本書は、マニュアルと本格的な麻酔科学書の橋渡しを目指して執筆した。麻酔科医が主として行う全身麻酔について、その基本的な考え方、使用する薬物の基礎から実際の麻酔までを理論と実践に基づいてまとめてみた。日々の症例の後で、1ページ目から読み進み、臨床の実践に役立つことを目的としている。

　そのうえで、さらに深く学びたい項目については筆者が編集した「麻酔科医のための知っておきたいワザ22」と「周術期管理の謎22」の関連項目を参照できるようにしている。併せてお読みいただくことで臨床の基礎から実践まで幅広く学ぶことができると確信している。

　麻酔科学の教科書を作ることは筆者の長年の夢であったが、残念ながら力不足で扱う内容が麻酔薬の話のみになってしまった。その他の項目は日を改めてまとめる予定なのでお待ちいただきたい。また本書の内容についてもご批判があればお寄せ下さい。

　最後に、本書の発行にあたり多大なご協力を賜った克誠堂出版の関貴子氏に心から感謝いたします。

2016年4月吉日

宇部興産中央病院麻酔科
森本　康裕

目　次

第1章　麻酔科学の魅力　1

　　麻酔って何　1
1. 全身麻酔＋α　1
2. 麻酔科医は、パイロット（？）、指揮者（？）　3

第2章　全身麻酔　5

1. バランス麻酔の概念　5
2. 薬物使用法の基本　6

第3章　吸入麻酔薬　11

　　吸入麻酔薬とは　11
1. 吸入麻酔薬を理解する　11
　　A．最小肺胞濃度と血液/ガス分配係数　11
　　B．吸入麻酔薬各論　13
2. 薬物動態から吸入麻酔薬の使用を考える　14
　　A．導　入　15
　　B．維　持　20
　　C．覚　醒　22
　　D．脂肪の影響　29
　　E．低流量麻酔　30

第4章　静脈麻酔薬　37

　　静脈麻酔薬とは　37
1. プロポフォール　37

A．薬物動態　38
　　　B．TIVAにおける目標血中濃度の決め方　42
　　　C．覚　醒　45
　　　D．Open TCI　46
　　　E．Propofol infusion syndrome（PRIS）　47
2 デクスメデトミジン ──────────────────────── 50
　　　A．投与法　50
　　　B．投与中の注意　51
3 ミダゾラム ─────────────────────────── 52
　　　A．麻酔導入薬としての使用　52
　　　B．区域麻酔時の鎮静　52
　　　C．フルマゼニル　53

第5章　オピオイド　55

　　オピオイドとは　55
1 レミフェンタニル ──────────────────────── 55
　　　A．特　徴　55
　　　B．麻酔導入時の使用法　56
　　　C．麻酔の維持時の投与量　58
　　　D．覚　醒　59
　　　E．術後疼痛対策　60
　　　F．特殊な患者　61
　　　G．急性耐性と痛覚過敏の問題　62
2 フェンタニル ───────────────────────── 63
　　　A．特　徴　63
　　　B．薬物動態　63
　　　C．Context-sensitive half-time（CSHT）と decrement time　63
　　　D．薬物動態に影響を与える因子　64
　　　E．臨床での使用法　65
3 モルヒネ ────────────────────────── 67
　　　A．特　徴　67
　　　B．使用法　67

4 ケタミン ……………………………………………………………………………… 68
  A．特　徴　68
  B．使用法　68

第6章　区域麻酔 　71

 区域麻酔とは　71
 全身麻酔に区域麻酔を併用する意義　71

1 局所麻酔薬 ……………………………………………………………………………… 72
  A．作用機序　72
  B．構造と作用に影響を与える因子　72
  C．光学異性体　75
  D．局所麻酔薬中毒　75

2 硬膜外麻酔 ……………………………………………………………………………… 76
  A．適　応　76
  B．手技の実際　78
  C．使用する麻酔薬　80
  D．合併症　81

3 末梢神経ブロック ……………………………………………………………………… 82
  A．目　的　82
  B．超音波ガイド下末梢神経ブロックの基本　82
  C．術前、術後管理　84
  D．穿刺の実際　84
  E．局所麻酔薬の選択　84
  F．合併症　85

4 末梢神経ブロック各論 ………………………………………………………………… 85
  A．上肢のブロック　85
  B．下肢のブロック　88
  C．体幹のブロック　91

5 局所浸潤麻酔 …………………………………………………………………………… 97
6 脊髄くも膜下麻酔 ……………………………………………………………………… 97
  A．適　応　98

B．手技の実際　98
　　　C．脊髄くも膜下硬膜外併用麻酔（硬脊麻）　100
　　　D．サドルブロック　100
　　　E．使用する麻酔薬　100
　　　F．合併症　101

第7章　筋弛緩薬　103

　　筋弛緩薬とは　103
　1 ロクロニウム　103
　　　A．特　徴　103
　　　B．使用法　103
　　　C．注意点　104
　2 スガマデクス　104
　　　A．特　徴　104
　　　B．作　用　104
　　　C．使用法　105
　　　D．注意点　105
　3 筋弛緩のモニター　106

第8章　モニター　109

　　全身麻酔とモニター　109
　1 循環モニター　109
　　　A．心電図　109
　　　B．血　圧　110
　　　C．その他　115
　2 呼吸モニター　117
　　　A．換気モニター　117
　　　B．酸素化モニター　118
　3 体温モニター　119

第9章 麻酔と脳　123

脳は麻酔薬のターゲット　123
1. 脳についての基礎知識　123
   - A．脳血流の調整　123
2. 麻酔薬と脳　125
   - A．吸入麻酔薬　125
   - B．静脈麻酔薬　126
3. 中枢神経モニター　126
   - A．BISモニター　126
   - B．中枢神経電気生理学的検査　131
4. 脳神経外科手術の麻酔　133
5. 術中覚醒　134

第10章 麻酔の実際　137

1. 術前評価　137
   - A．術前診察　137
   - B．麻酔計画　138
2. 麻酔の実際　139
   - A．吸入麻酔を使用する場合　139
   - B．全静脈麻酔（TIVA）の場合　142
3. 術後鎮痛法　143
4. 術後診察　144
5. 明日の症例に向けて　145

※本書における吸入麻酔薬のシミュレーションはGasMan®（http://www.gasmanweb.com），静脈麻酔薬のシミュレーションはAnestAssist™（http://www.palmahealthcare.com）を用いた．

SECTION 第1章 麻酔科学の魅力

麻酔って何

　麻酔科学、および麻酔科医の仕事とは何でしょう。

　麻酔をかけること。それだけでは十分ではありません。麻酔中、特に全身麻酔中の患者は自分では何もすることができません。まず重要な呼吸に関しては人工呼吸を行う必要があります。手術侵襲や手術中の出血により血圧は大きく変動します。その変動をコントロールして患者を安全な状態に保つのも麻酔科医の仕事です。その他、輸液や体温管理も重要です。また、患者は自分で話すことができないため、各種のモニター機器を用いて患者の状態を把握する必要があります。手術が終わり、患者の意識が回復したときには十分な鎮痛が得られている必要があります。このように単に手術中、全身麻酔で患者の意識を消失させるだけでなく、患者の状態を把握し、呼吸・循環管理などを行い、さらに手術後の患者の予後にも責任をもつのが麻酔科医の仕事です。その意味では、麻酔科学というよりは周術期管理学と考えるべきです。

1 全身麻酔＋α

　麻酔科医の仕事の多くは全身麻酔です。全身麻酔を安全に行うにはいくつもの項目が必要になります。

　まず、患者の術前状態のチェックです。麻酔管理上問題となる合併症はないか？ 内服薬は？ など多くの項目をチェックしておく必要があります。さらに予定されている術式を考慮して個々の患者の麻酔計画を立てていきます。このためには内科医としての診断能力に加えて、外科の手術術式についての知識も

必要です。

　皮膚切開はどのあたりか？　予想される出血量は？　手術時間はどの程度になりそうか？　もちろん手術申し込みには担当医の予定手術時間が入力されていますが、必ずしも正確ではありません。自分なりの予測をするのが重要です。また、胸部Ｘ線写真や心電図はもちろん、CT や MRI 画像なども必ず確認します。例えば胃がんの手術であれば、がんの進行度や腹腔内への浸潤の有無、胃の通過障害の有無など、外科の担当医と同様に確認し、麻酔管理上のリスクや、手術の進行を予測します。

　次に、麻酔管理はひとりで行うものではありません。麻酔科の指導医、手術室の看護師やその他のスタッフとのチーム医療です。自分の得た患者に関する情報とそれに基づく麻酔計画をチーム内で共有しておきます。これは施設内でのカンファレンスやブリーフィングという形で行われていると思います。例えば今日の症例は挿管困難が予想されるので、その場合はこのような方針で対処したいなど、患者の問題点と麻酔計画をチーム内で共有しておくと危機的な状況になった場合の対応が楽になります。

　手術中の麻酔管理では、各種麻酔薬に関する知識が必要です。手術中はしっかりと麻酔状態を維持し、しかも手術後には速やかに覚醒させることが求められます。このためには、麻酔薬の薬物動態と薬力学の知識、そして麻酔薬の効果の評価やモニタリング能力が必要です。麻酔科学の一部はこのような臨床薬理学です。しかも患者の状態は秒単位で変わりますので、速やかなアセスメントと対応が求められるのです。

　一般の外来診療では、例えば高血圧の患者に内服薬を処方してもその効果が判定できるのは次回の外来受診時です。内服薬ではいずれにしても効果が現れるのに時間がかかります。

　それに対して、手術中の高血圧時にニカルジピンを静注すると効果は 1 分程度で現れ、その効果をすぐに判定することができます。このスピード感が麻酔科の特徴です。このため薬物の投与量の間違いや、取り違えは重篤な結果をまねく危険があります。医療安全を図るにはどうしたらよいのか？　を考えるのにも麻酔科はよい経験となります。

図1　麻酔科医の業務の特徴

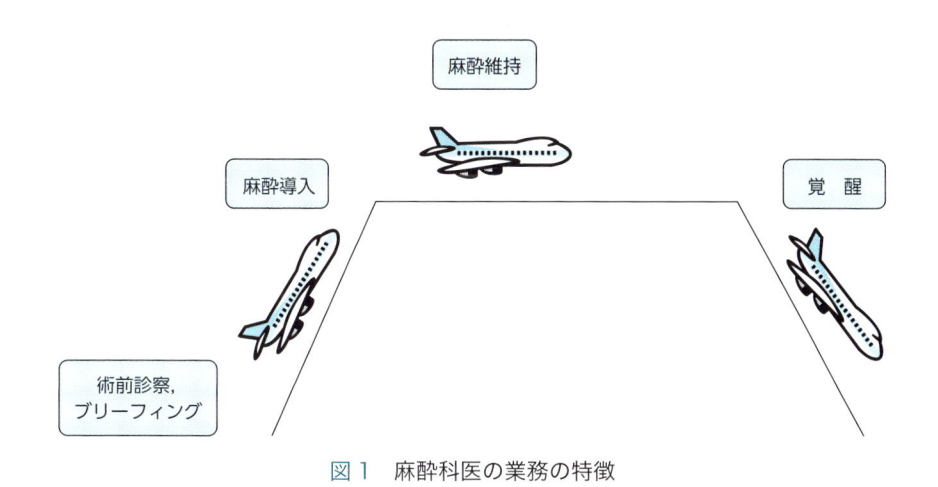

2 麻酔科医は、パイロット（?）、指揮者（?）

　このような麻酔科の業務の特徴はしばしば飛行機の操縦に例えられます（図1）。麻酔科医は機長として乗客を安全に目的地まで送りとどけるのが任務です。まず、飛行前には使用する機材、乗客の人数、目的地までの距離や地理、天候などを確認し、フライトプランを立てます。これが麻酔計画です。整備士（ME）と協力して機材（麻酔器）の整備の確認、CA（看護師）とのブリーフィングも重要です。飛行機の操縦で最も危険なのは離陸時と着陸時ですが、それぞれ麻酔の導入と覚醒に相当します。飛行中はできるだけ安定した状態を維持（循環動態・呼吸の安定）できるように配慮します。最近はコスト意識も高まっていますので、できるだけ燃料消費の少ないフライト（低流量麻酔）も求められるかもしれません。

　一方で、麻酔科医の仕事はオーケストラの指揮者に例えられることもあります。手術は、外科医が優秀であれば行えるわけではありません。外科医、さらに外科医同士の協調、手術室看護師、ME、さらに必要に応じて、輸血部や薬剤部との連携が必要になります。この連携をうまくまとめて、スムーズに手術が進行するように配慮するのも麻酔科医の仕事です。

第2章　全身麻酔

1　バランス麻酔の概念

　全身麻酔ではバランス麻酔の考え方が重要になります。すなわち「鎮痛」「鎮静」「筋弛緩」の3つの要素に分けて考えていきます（図1）。

　まず「鎮痛」です。手術を受けるうえで最も重要なのは手術侵襲に対する「鎮痛」です。「鎮痛」が区域麻酔によって十分であり、かつ短時間の手術であればその他の要素は必要ありません。区域麻酔で手術可能となります。しかし、より広範な手術では区域麻酔だけでは「鎮痛」が十分でなく、オピオイドの併用が必要になってきます。オピオイドを使用すると呼吸抑制が必発ですので気道確保して人工呼吸を行う必要が生じます。気管挿管には通常「筋弛緩」が必要です。「筋弛緩」状態で体が動かないのに意識があるのは精神的に苦痛ですので「鎮静」で患者の意識を消失させる必要があります。また、長時間の手術では覚醒下で行うと患者自身のストレスも大きく、やはり「鎮静」が必要

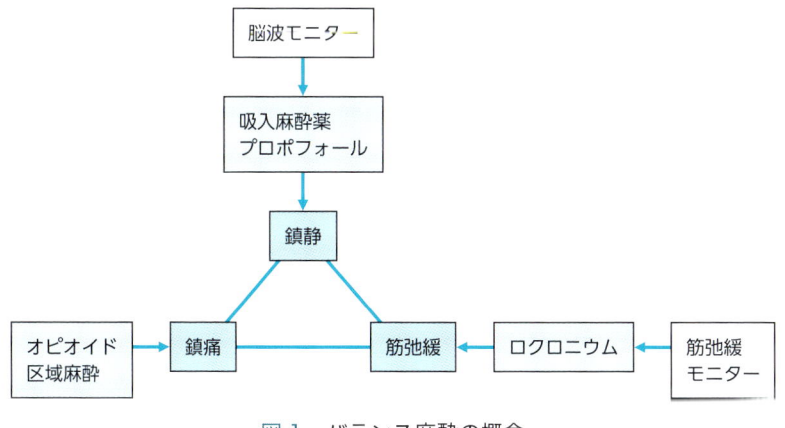

図1　バランス麻酔の概念

になります。手術を受ける際に、意識がないことは必ずしも must ではないのですが、多くの場合必要になってきます。

「筋弛緩」は前述の気管挿管時、また開腹手術や腹腔鏡手術では腹筋の弛緩が必要です。したがって、気管挿管する全身麻酔症例では必須です。声門上器具を使用する場合は、必ずしも「筋弛緩」は必要ではありません。手術の内容によって必要があれば使用します。

このように、「鎮痛」「鎮静」「筋弛緩」の3要素を手術の内容や麻酔管理法によってコントロールし、手術中の患者の状態を安定（有害反射の抑制）させながら、術者によりよい手術環境を提供するのがバランス麻酔の考え方です。

2 薬物使用法の基本

麻酔科では麻酔薬だけではなく多くの薬物を使用します。麻酔科領域での薬物使用の特徴は以下のとおりです。

■ 多くの薬物は静脈内投与する

全身麻酔中は経口投与はできません。また、速やかな作用発現が求められます。そのため多くの薬物は静脈内に投与します。一部、経直腸的や硬膜外投与する場合があります。

■ 薬物動態、薬力学を意識する

投与量はもちろんですが、その結果血中濃度はどうなっているのか〔薬物動態；PK（pharmacokinetics）〕、そしてその結果必要とする薬物の作用は得られているのか〔薬力学；PD（pharmacodynamics）〕を常に意識します（図2）。血中濃度だけではなく、薬物が実際に作用する部位の濃度である効果部位濃度（麻酔薬の場合は脳内濃度）も考える必要があります。薬物動態を分かりやすくするために、薬物動態シミュレーターを使用したり、薬物動態モデルに基づいて薬物を投与する target controlled infusion（TCI）を用いたりします。薬物の効果を判定するのには鎮静薬では脳波モニター、筋弛緩薬では筋弛緩モニターを使用します。

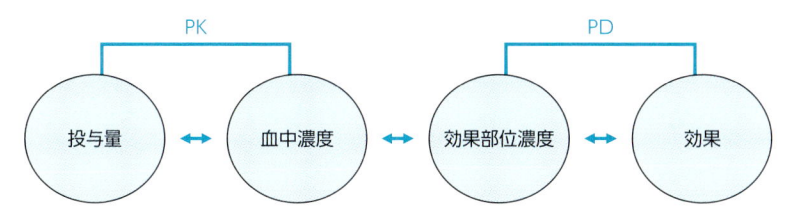

図2　PK（薬物動態）とPD（薬力学）
投与量ではなく濃度を，そして必要な作用が得られているかを常に意識する．

III コントロールすべき薬物濃度の範囲は非常に小さい

　多くの薬物では、その有効血中濃度を維持することが重要です。投与量が多すぎると副作用が出現します。例えば麻酔薬の場合、少なくとも患者の意識を消失させる濃度（有効血中濃度）を維持する必要があります。これを下回ると術中覚醒を来します。一方、投与量が多すぎると、血圧低下などの副作用が出現します。さらに麻酔からの覚醒に非常に時間がかかると臨床上はよくありません。麻酔科医がコントロールすべき薬物濃度の範囲は非常に狭く、慎重な投与計画が必要になります。

IV 鎮静薬と鎮痛薬の組み合わせ

　バランス麻酔では鎮静薬と鎮痛薬を併用しますのでその相互作用を考える必要があります。

　まずレミフェンタニルは血圧や心拍数を減少させ、心拍出量を減少させます。この心拍出量の減少は、併用するプロポフォールの血中濃度を上昇させます。このように鎮静薬と鎮痛薬の併用は薬物動態上の相互作用を引き起こす可能性があります。

　一方鎮静薬と鎮痛薬の薬力学的な相互作用は相乗的であり、アイソボログラムと呼ばれる概念図で示されます（図3）。アイソボログラムはあるエンドポイントにおいて効果が同等となる鎮静薬と鎮痛薬の組み合わせを示しています。エンドポイントとしては気管挿管、皮膚切開、覚醒などの操作があり、それぞれの刺激に対して50%、90%となる曲線として異なるアイソボログラムが得られます。

　実際の臨床で鎮静薬と鎮痛薬の相互作用を意識しながら麻酔できるツールが

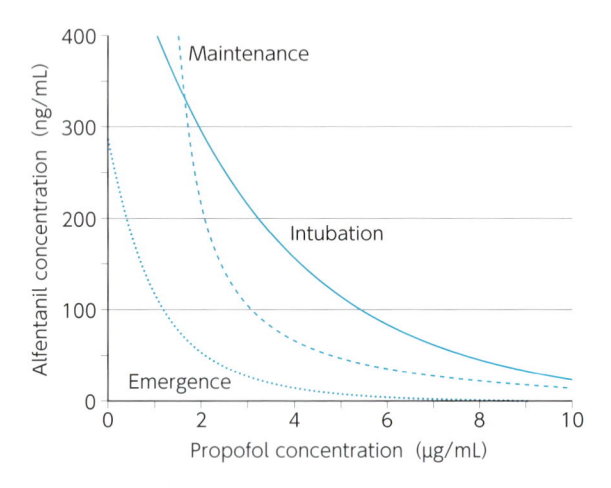

図3 プロポフォールとアルフェンタニルの相互作用
(Vuyk J, Lim T, Engbers FH, et al. The pharmacodynamic interaction of propofol and alfentanil during lower abdominal surgery in women. Anesthesiology 1995 ; 83 : 8-22 より引用)

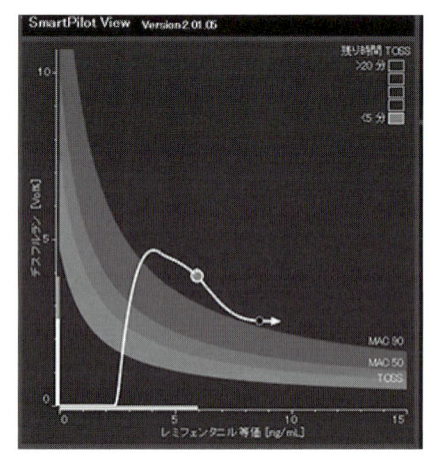

図4 SmartPilot View (Dräger 社) の
アイソボログラム画面
上から MAC 90, MAC 50, TOSS 90, TOSS 50 の
ラインを示す. 下端の線が TOSS 50 であり 50% の
人が覚醒する.
TOSS : tolerance of shake and shout

SmartPilot View（Dräger 社）です（図4）。

　SmartPilot View は吸入麻酔薬とプロポフォールの作用と、オピオイド（レミフェンタニル、フェンタニル）のそれぞれの効果部位濃度をシミュレーションするだけでなく相互作用をアイソボログラム上に表示します。エンドポイントは吸入麻酔薬の場合 MAC と覚醒、プロポフォールの場合は気管挿管と覚醒です。今後はこのようなツールでより有効な鎮静薬と鎮痛薬の併用が可能となると期待されます。

SECTION 第3章 吸入麻酔薬

吸入麻酔薬とは

吸入麻酔薬は文字どおり吸入によって使用する麻酔薬です。肺を経由して血液に溶解し、中枢神経に達することで麻酔作用を発揮します。常温で気体のガス麻酔薬と液体の揮発性麻酔薬に大別されます。

ガス麻酔薬として現在使用されているのは亜酸化窒素です。揮発性麻酔薬は室温で液体であり、気化器を使用して目的の濃度に気化して使用されます。現在日本では、イソフルラン、セボフルラン、デスフルランが使用されています。

1 吸入麻酔薬を理解する

A. 最小肺胞濃度と血液/ガス分配係数

最小肺胞濃度(minimum alveolar concentration：MAC)とは、皮膚切開を加えたときに50%のヒトで体動が認められない吸入麻酔薬の肺胞内濃度です[1]。MACは麻酔管理をする際の投与濃度の指標となるほか、吸入麻酔薬間の麻酔作用の力価を比較するのに適しています(表1)。

一方、MAC awakeは50%のヒトが言葉による簡単な命令に応答できるときの肺濃度です。これは侵害刺激のない状態における意識消失を維持するのに必要な濃度とも考えることができます。セボフルランやデスフルランなど現在使用されている吸入麻酔薬のMAC awakeは0.3〜0.4 MACです[2]。MACはオピオイドの併用で大きく低下します(図1)[3]。一方、MAC awakeはオピオ

表1 各種吸入麻酔薬の特徴

	亜酸化窒素	ハロタン	エンフルラン	イソフルラン	セボフルラン	デスフルラン
血液/ガス分配係数	0.47	2.3	1.91	1.4	0.66	0.42
MAC	105	0.77	1.68	1.15	1.71	6
MAC awake	71	0.41	0.51	0.43	0.64	2.5
MAC awake/MAC 比	0.68	0.53	0.3	0.37	0.37	0.41
代謝率	0	20	2.4	0.2	5	0.02

(風間富栄. 吸入麻酔法. 小川節郎, 新宮 興, 武田純三ほか編. 麻酔科学スタンダードⅠ臨床総論. 東京:克誠堂出版;2003. p.125-41 より引用)

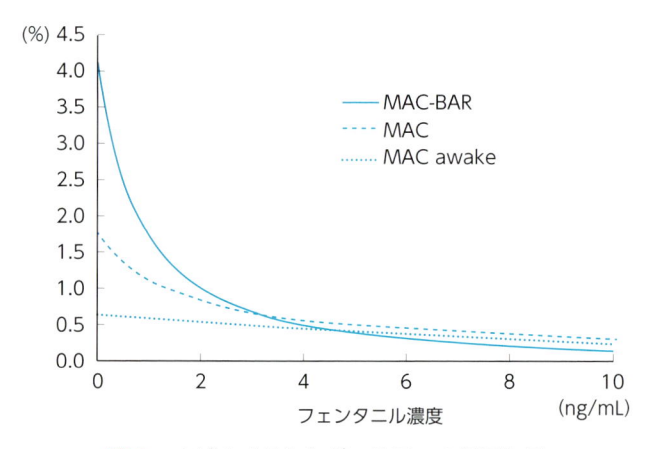

図1 オピオイドとセボフルランの相互作用
(Katoh T, Kobayashi S, Suzuki A, et al. The effect of fentanyl on sevoflurane requirements for somatic and sympathetic responses to surgical incision. Anesthesiology 1999;90:398-405 より改変引用)

イドの併用でもあまり変わりません。MAC の 60〜70% はオピオイドによって代替可能な侵害刺激に対する抑制反応であり、残りの MAC awake 分が意識消失に関与していると考えてよいでしょう。

これまでは吸入麻酔薬を使用する指標としては MAC が最も重要でした。しかし、近年 MAC の有用性については疑問が出てきています。分離体外循環を用いてヤギの胴体のみにイソフルランを投与して MAC を測定すると 1.2% であったのに対して、脳だけに投与した場合は 2.9% と 2 倍以上高値でした[4]。また、大脳皮質を除去したラットでイソフルランの MAC を測定したところ、

除脳の前後で MAC は変化しませんでした[5]。これらの研究は、MAC は吸入麻酔薬の大脳への効果を示しているのではなく、脊髄レベルでの効果をみているにすぎないことを示唆しています。このことから現在の麻酔では MAC awake が最も重要な指標といえます。

　吸入麻酔薬の体内での薬物動態を説明する因子として重要なのは血液/ガス分配係数です。血液/ガス分配係数は平衡状態に達した吸入麻酔薬の濃度に対する血液中の吸入麻酔薬の濃度の比です。実際には 37℃ 1 気圧において血液 1 mL に溶ける麻酔ガスの量（mL）になるので、吸入麻酔薬の血液への溶解度を示します。血液/ガス分配係数が低い麻酔薬ほど血液に溶けにくいといえます。

B. 吸入麻酔薬各論

i セボフルラン

　気道刺激性が低く高濃度を吸入させても咳や息こらえの発生が少なく、吸入による導入にも適しています。今後、デスフルランがさらに普及しても、小児麻酔や成人でもマスク導入が必要なときにはセボフルランが選択されると考えられます（➡ セボフルランによる VIMA．麻酔科医のための知っておきたいワザ 22．克誠堂出版；2014．参照）。

　代謝によって産生させる無機フッ素やソーダライムと反応して産生されるコンパウンド A による腎障害が懸念されますが、二酸化炭素吸収剤の改良などによりほとんど問題はありません。しかし、1 L/min 以下での低流量麻酔は推奨されていません。

ii デスフルラン

　セボフルランよりも血液/ガス分配係数が低く、覚醒の早い揮発性吸入麻酔薬です。

　マスクからの吸入による使用は気道刺激性があるため、低濃度から徐々に濃度を上げていく必要があります。このため吸入による麻酔導入には適しません。また高濃度の吸入では頻脈となることがあります。通常の麻酔時はオピオイドを併用しますので問題になることは少ないです。

血液/組織分配係数はセボフルランよりも低く、長時間吸入させても組織への蓄積が少なく覚醒が早いのが特徴です。沸点が24℃と常温で気化するため、ヒーターを内蔵した専用の気化器が必要です。保存もセボフルランと異なり密封したアルミニウム容器に入っています。MACが6%とセボフルランの3倍であり、維持濃度が高いことから使用量が多くなります。このため低流量麻酔が推奨されます。

2 薬物動態から吸入麻酔薬の使用を考える

　吸入麻酔薬は肺を経由して血液に溶解し、中枢神経に達することで麻酔作用を発揮します。
　吸入麻酔薬はまず新鮮ガスと混合されて呼吸回路内に投与されます。吸入麻酔薬投与後は呼吸回路、次に肺胞内の麻酔薬濃度が上昇し、肺胞から血液/ガス分配係数に従って血液に溶解します。さらに、血液を介して中枢神経の濃度が上昇して麻酔作用が発現します。ここからは吸入麻酔薬の薬物動態をシミュレーションを用いて説明していきます。

▶▶▶ 薬物動態モデル

　吸入麻酔薬の薬物動態モデルとしては、臓器のうち血管豊富群（vessel rich group：VRG）、筋肉（MUS）、脂肪組織（FAT）、血管の乏しい組織群（vessel poor group：VPG）からなるモデルがよく用いられます（図2）。
　VRGには、脳、心臓、肝臓などが属します。これらの器官は体重の10%程度ですが、心拍出量の75%の血流を占める血流が豊富な組織です[6]。脳神経系はVRGに属し、静脈麻酔薬で使われる効果部位濃度（脳内濃度）は、VRGでの濃度にほぼ相当します。

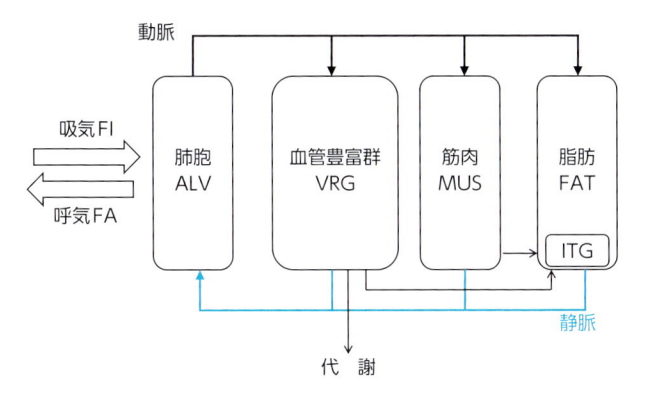

図2　吸入麻酔薬の薬物動態モデル
ITG : intertissure diffusion group

A. 導　入

　血液/ガス分配係数が大きくなるほど、血液に多くの麻酔薬が取り込まれます。このため麻酔の導入期には肺胞濃度の上昇が遅れ、麻酔の導入が遅くなります。

　ここで気体の溶解に重要な分圧について理解しておきます。分圧とは混合気体に含まれるおのおのの気体の圧力のことです。例えば1気圧760 mmHgの空気中に、窒素は79%、空気は21%含まれていますので、酸素の分圧は760×0.21の160 mmHgとなります。気体が液体へ溶ける量は接している気体の分圧に比例します。したがって吸入麻酔薬の血液への取り込みには濃度ではなく肺胞での分圧が重要といえますが、肺胞での取り込みに関しては濃度と考えてよいでしょう。肺から血液への麻酔薬の取り込みを増やすには肺胞内の麻酔薬濃度に依存します。肺胞内麻酔薬濃度を上げるには、吸入する麻酔薬濃度を高くするのが一番です。

　では血液/ガス分配係数はどうでしょう。血液/ガス分配係数の高い麻酔薬は、肺胞から血液へ溶け込みやすいので一見麻酔導入が早いように感じられます。しかし、肺胞濃度でみるとどんどん血液に溶解するのでその上昇は遅くなります。血液/ガス分配係数が大きいということは、麻酔薬の血液への分布容量が大きいと考えるとよいでしょう。坪川のシミュレーションではイソフルラ

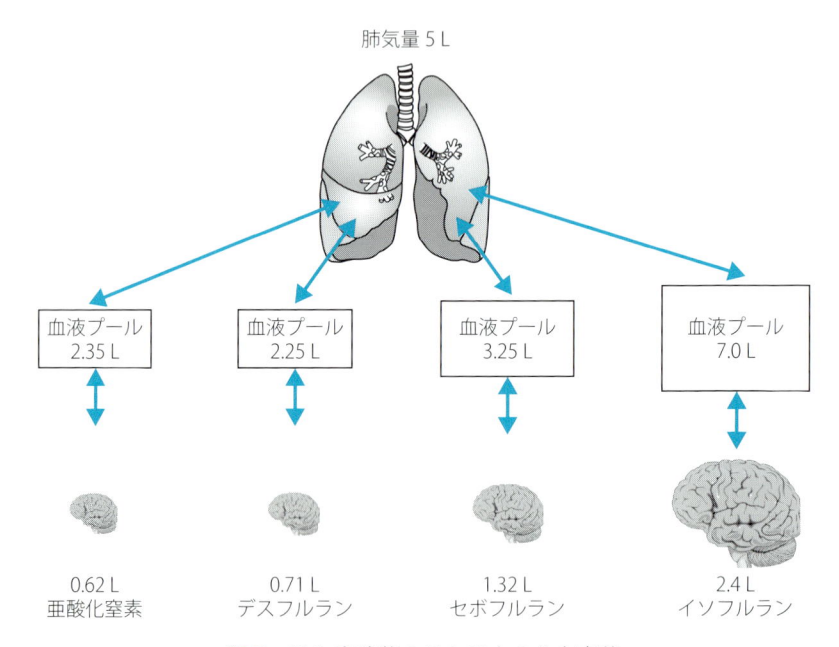

図3　吸入麻酔薬の見かけ上の分布容積

各吸入麻酔薬の血液/ガス分配係数，血液/組織分配係数から計算した各組織の見かけ上の分布容積．肺の容積を5Lとして計算

（坪川恒久．肥満者では吸入麻酔薬からの覚醒は遅れるか？ 森本康裕編．周術期管理の謎22．東京：克誠堂出版；2015．p.149-60より引用）

肺気量 5 L

血液プール 2.35 L　0.62 L　亜酸化窒素
血液プール 2.25 L　0.71 L　デスフルラン
血液プール 3.25 L　1.32 L　セボフルラン
血液プール 7.0 L　2.4 L　イソフルラン

　ンの血液への分布容量は7Lなのに対して，セボフルランは3.25 L，デスフルランは2.25 Lと小さくなります（図3）．分布容量が大きいほど最終的な脳での麻酔薬濃度の上昇は遅くなります[7]．

　麻酔薬吸入開始後は，まず投与された吸入麻酔薬は血液を介して脳を含めたVRGに取り込まれます．しかし，VRGの組織容量は小さいため，10分程度で動脈血と平衡に達します．図4は5％セボフルランによる麻酔導入期の肺胞（ALV），VRG，MUSでのセボフルラン濃度をシミュレーションしたものです（新鮮ガス流量6 L/min，換気量4 L/min，心拍出量5 L/min）．吸入開始後肺胞濃度は，吸入濃度に近づいていきますが，VRGの濃度はこれに遅れて上昇し10分程度で肺胞濃度とほぼ一致します．麻酔導入期には，麻酔ガスモニターで得られる呼気麻酔ガス濃度（肺胞濃度とほぼ一致）は，脳内の濃度と乖離がみられることに注意が必要です．

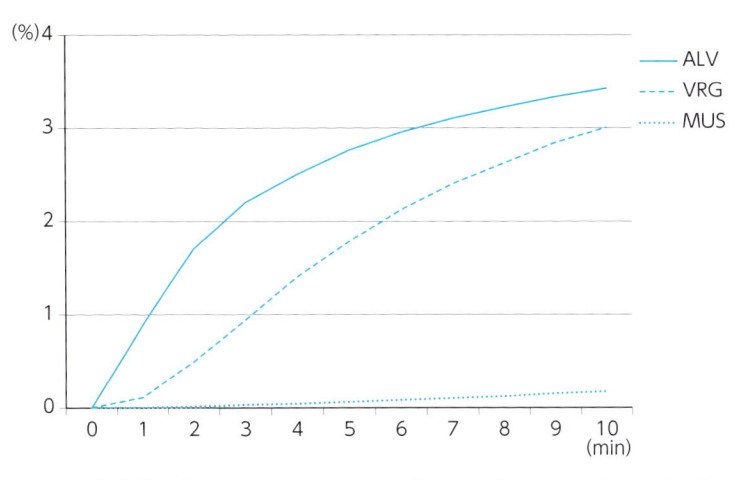

図4　麻酔導入期のシミュレーション（5% セボフルラン吸入による）
ALV：肺胞，VRG：血管豊富群（中枢神経），MUS：筋肉
(森本康裕．物理化学的性質と薬物動態．山蔭道明，平田直之編．吸入麻酔．東京：克誠堂出版；2014. p.18-40 より引用)

次に、セボフルランを例に吸入麻酔薬の麻酔導入に影響を与える因子について考えていきます。同一の麻酔薬を使用する場合、麻酔導入に影響を与える因子は、吸入濃度、新鮮ガス流量、換気量と心拍出量です。

ⅰ 吸入濃度

吸入濃度は高いほど麻酔導入が早くなります（図5）（新鮮ガス流量5 L/min、換気量5 L/min、心拍出量5 L/min）。気道刺激性が少なく高濃度を吸入で使用できるセボフルランでは成人でも吸入麻酔薬による麻酔導入が可能です。8% の吸入では2分以内にVRGの濃度（脳内濃度）がMAC awake（0.5%）を超えて意識が消失します。デスフルランは気道刺激性のため高濃度を吸入させることができないので、吸入による麻酔導入は困難です。

ⅱ 新鮮ガス流量（回路総流量）

図6は新鮮ガス流量を2.5、5、10 L/minとし、5% セボフルラン吸入時の脳内濃度の変化を示します（換気量は5 L/min）。新鮮ガス流量が多いほど、脳内濃度の上昇は早くなります。これは肺胞により多くの麻酔薬を供給すると考えるとよいでしょう。吸入麻酔で麻酔導入する際はできるだけ高流量を使用

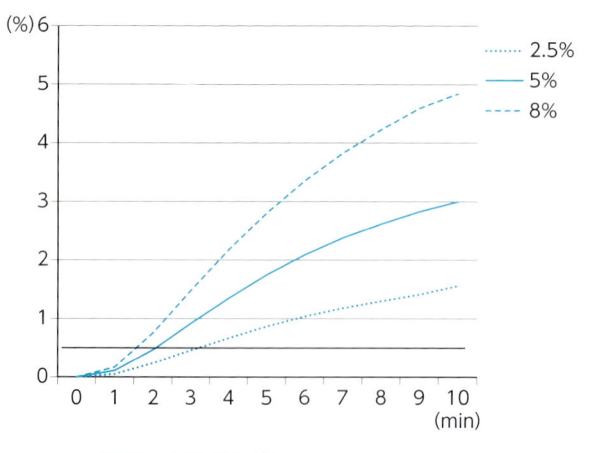

図5 麻酔導入期のシミュレーション
（吸入濃度による影響）

セボフルラン濃度を変化させたときの脳内濃度（血管豊富群）を示す．
（森本康裕．物理化学的性質と薬物動態．山蔭道明，平田直之編．吸入麻酔．東京：克誠堂出版；2014．p.18-40より引用）

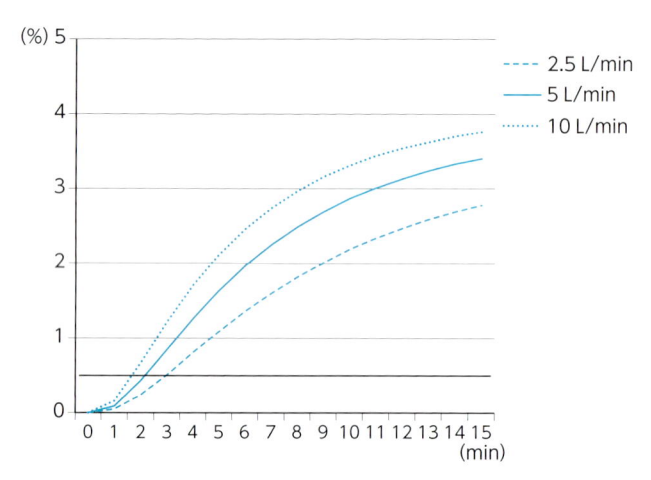

図6 麻酔導入期のシミュレーション
（新鮮ガス流量による影響）

新鮮ガス流量を変化させたときの脳内濃度（血管豊富群）を示す．
（森本康裕．物理化学的性質と薬物動態．山蔭道明，平田直之編．吸入麻酔．東京：克誠堂出版；2014．p.18-40より引用）

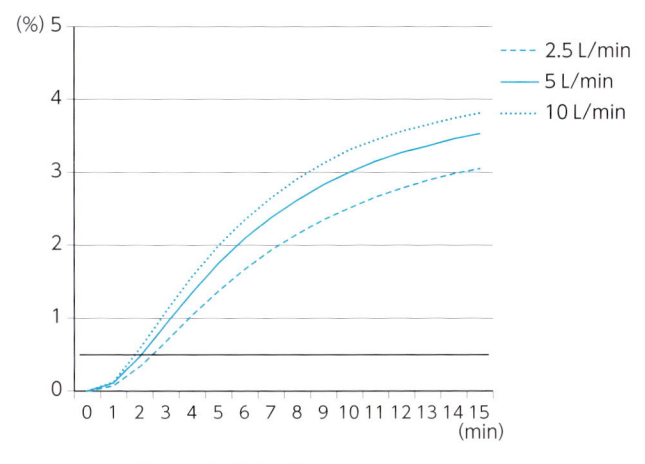

**図7　麻酔導入期のシミュレーション
（換気量による影響）**

換気量を変化させたときの脳内濃度（血管豊富群）を示す。
(森本康裕．物理化学的性質と薬物動態．山蔭道明，平田直之編．吸入麻酔．東京：
克誠堂出版；2014．p.18-40 より引用)

すると有利です。

Ⅲ 換気量

　図7は換気量を2.5、5、10 L/min とし、セボフルラン5％吸入時の脳内濃度の変化を示します（新鮮ガス流量は5 L/min）。麻酔導入時にマスク換気が困難な場合は、吸入麻酔薬の取り込みが不十分で濃度上昇に時間がかかることに注意します。

Ⅳ 心拍出量

　図8は心拍出量を2.5、5、10 L/min とし、セボフルラン5％吸入時の肺胞濃度（図8-A）と脳内濃度（図8-B）の変化を示します（新鮮ガス流量5 L/min、換気量5 L/min）。心拍出量が多いほど血液に多くの麻酔薬が取り込まれます。このため麻酔の導入期には肺胞濃度の上昇が遅れ、麻酔の導入が遅くなると予想されることが多くの教科書に記載されています。しかし、脳内濃度でみるとその差は大きくはありません。明らかに心拍出量の影響が出るのは15分以降です。したがって心拍出量は麻酔導入の速度には大きな影響はない

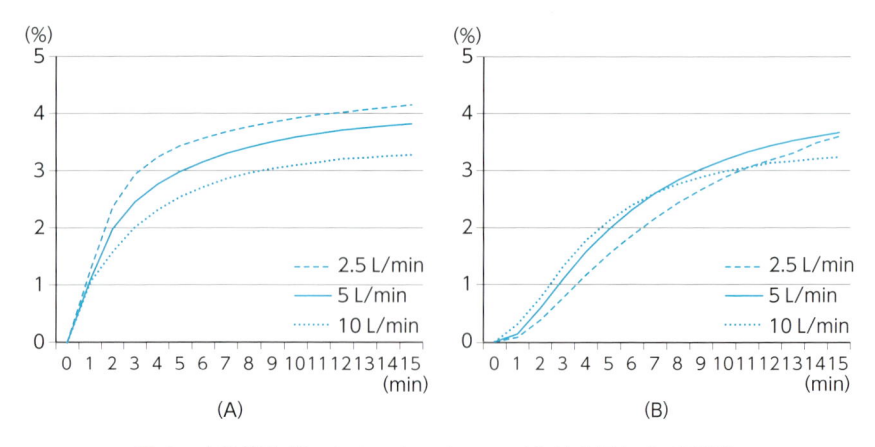

図8 麻酔導入期のシミュレーション（心拍出量による影響）
心拍出量を変化させたときの肺胞濃度（A），脳内濃度（B）を示す．
(森本康裕．物理化学的性質と薬物動態．山蔭道明，平田直之編．吸入麻酔．東京：克誠堂出版；2014. p.18-40 より引用)

と考えられます．

B. 維 持

　吸入麻酔薬は麻酔導入期に VRG に取り込まれた後は筋肉（MUS）への取り込みが主となります（図9）．筋肉は体重の 50% を占めますが心拍出量の 20% の血流しか受けていません[6]．このように血流に比して容量の大きな組織を満たすには時間が必要であり、動脈血と平衡に達するにはデスフルランで3時間、セボフルランでは数時間を必要とします．動脈血と筋肉が平衡に達するのはセボフルランよりもデスフルランが早くなります．これは組織/ガス分配係数（表2）の差により、セボフルランはデスフルランと比べて筋肉組織に 2.2 倍（1.7 vs. 0.78）溶解することができることによります．この筋肉への麻酔薬の取り込みの差が、麻酔時間による覚醒速度の差の原因となります．

　その後は脂肪組織への取り込みが主体となります．脂肪（FAT）は体重の 20% を占め、心拍出量の 6% の血流を受けます[6]．しかし、脂肪/ガス分配係数はセボフルランで 34、デスフルランで 13 であり筋肉の 1.7、0.78 と比べるとはるかに高いです．つまり、脂肪組織は筋肉よりも麻酔薬の親和性が高く、平衡に達するには 24 時間程度を必要とします．これは、数時間程度の麻

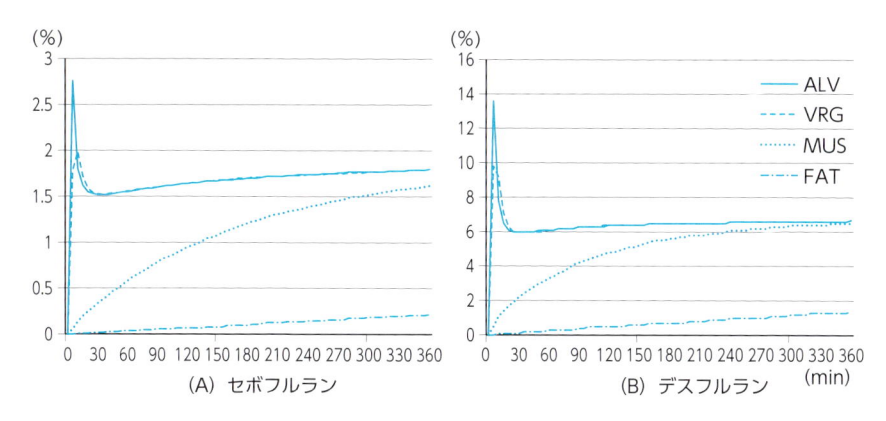

図9 麻酔維持期のシミュレーション

セボフルランは，5%を新鮮ガス流量6 L/minで5分間吸入後，2%として新鮮ガス流量4 L/minで維持した．デスフルランは，20%を新鮮ガス流量6 L/minで吸入（このような高濃度はありえないがセボフルランと比較のため）後，7%を新鮮ガス流量4 L/minで維持した．
ALV：肺胞，VRG：血管豊富群（中枢神経），MUS：筋肉，FAT：脂肪組織
（森本康裕．物理化学的性質と薬物動態．山蔭道明，平田直之編．吸入麻酔．東京：克誠堂出版；2014．p.18-40 より引用）

表2 吸入麻酔薬の薬物動態パラメータ

variable		VRG	MUS	FAT	ITG
Volume（L）		6	33	14.5	2.9
Tissue/blood partition coefficient	Desflurane	1.3	1.73	29	29
	Sevoflurane	1.7	2.62	52	52
	Isoflurane	1.6	2.5	50	50
Tissue/gas partition coefficient	Desflurane	0.58	0.78	13	13
	Sevoflurane	1.1	1.7	34	34
	Isoflurane	2.24	3.5	70	80
Time constants（min）	Desflurane	4.32	38.1	1226	230
	Sevoflurane	5.65	57.8	2198	412
	Isoflurane	5.32	56.7	2114	396
Blood flow（mL/min）per 100 mL of tissue Compartment diameter	Desflurane	1.32	3.58	9.73	4.35
	Sevoflurane	1.82	5.3	15.7	7
	Isoflurane	2.59	7.7	22.5	10.1

VRG：血管豊富群，MUS：筋肉，FAT：脂肪組織，ITG：intertissue diffusion group, a subset of the FAT
(Eger EI II, Saidman LJ. Illustrations of inhaled anesthetic uptake, including intertissue diffusion to and from fat. Anesth Analg 2005；100：1023-33 より改変引用)

酔では、脂肪組織での麻酔薬分圧は低いことを示しています。

C. 覚　醒

　覚醒には2つの要因が関与します。MAC awake と中枢神経からのクリアランス（wash-out）です。セボフルランとデスフルランの MAC awake はともに MAC の約 1/3 です（表1）。
　麻酔薬の wash-out は麻酔薬の血液への溶解度（血液/ガス分配係数）と組織への蓄積の程度により決定されます。溶解度が小さければほとんどの麻酔薬は肺胞から排出されクリアランスは 100% に近づきます。デスフルランのクリアランスは 60% 以上、セボフルランは 55% 程度です[8]。
　組織への蓄積は血液/ガス分配係数以外に血液/組織分配係数と維持濃度、麻酔時間が影響します。したがって麻酔からの覚醒に影響する因子としては麻酔薬の種類と麻酔時間、麻酔の維持濃度、換気量、新鮮ガス流量があります。

1 麻酔薬の種類

　Bailey ら[9]は静脈麻酔薬で用いられる decrement time や context-sensitive half-time の概念[10]を吸入麻酔薬にも適応してシミュレーション結果を示しています（図10）。
　VRG での濃度が維持濃度から 60% 低下する時間（decrement time）は、デスフルラン、セボフルラン、イソフルラン、3種の麻酔薬で差がなく、麻酔時間が長くなっても延長しません。一方、80% decrement time はイソフルランではデスフルラン、セボフルランと比べて長く、麻酔時間により延長します。デスフルランとセボフルランに差はありません。90% decrement time は 90 分以上では、セボフルランがデスフルランに比べて長くなります。この結果から MAC awake の約 2 倍の濃度で維持すれば、麻酔覚醒に必要な時間は麻酔薬による差がそれほどありません。しかし、覚醒以下の濃度へ低下するのはデスフルランがセボフルランよりも早いことを示しています。術後の認知機能や嚥下機能の回復は MAC awake 以下、0.1 MAC 程度までの低下が関係します[11]。

図10　吸入麻酔薬の decrement time
(Bailey JM. Context-sensitive half-times and other decrement times of inhaled anesthetics. Anesth Analg 1997 ; 85 : 681-86 より引用)

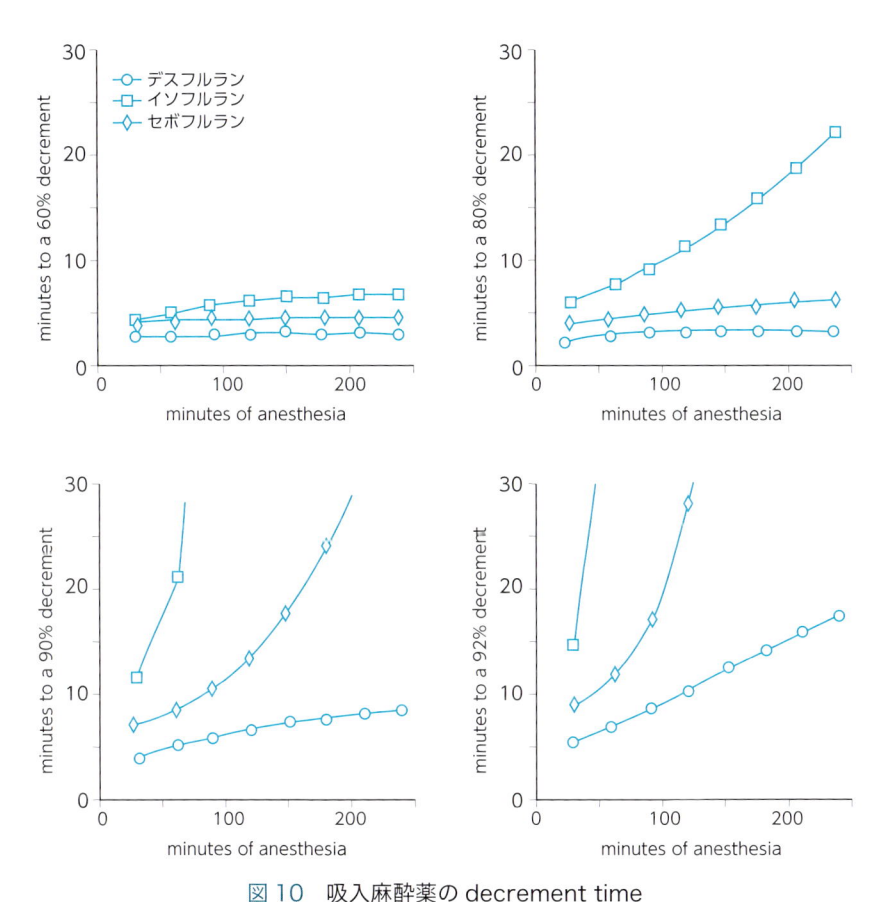

ⅱ 麻酔時間

　麻酔時間によって組織、特に筋肉組織への麻酔薬の蓄積が異なります。したがって、麻酔からの覚醒は麻酔時間に依存しています。

　図11 は、呼気セボフルラン濃度1.5%で1時間から6時間維持した後の、覚醒時脳内セボフルラン濃度をシミュレーションで示したものです。セボフルランの場合、麻酔時間による影響は少なく麻酔時間によらず約10分で覚醒します。しかし、吸入中止30分後の濃度は、1時間の麻酔では0.1%ですが6

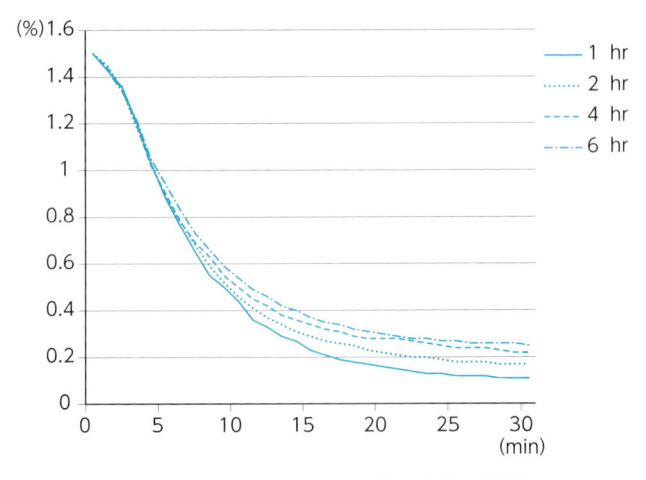

図 11　麻酔覚醒に対する麻酔時間の影響
呼気セボフルラン濃度 1.5% で 1〜6 時間麻酔維持後の覚醒時脳内セボフルラン濃度を示す.
(森本康裕. 物理化学的性質と薬物動態. 山蔭道明, 平田直之編. 吸入麻酔. 東京：克誠堂出版；2014. p.18-40 より引用)

時間では 0.3% であり、病棟帰室時の覚醒状態は麻酔時間が短い方が良好であることが分かります。

III　維持濃度

　維持濃度は麻酔覚醒へ影響します。セボフルランの維持濃度を 2、1.5、1.0、0.75% として、各濃度で 4 時間維持した後の覚醒時の脳内セボフルラン濃度変化を示します（図 12）。脳内濃度が 0.5% 以下になるまでの時間は、それぞれ 15、10、7、5 分です。現在使用されているセボフルラン濃度は 1.0〜1.5% であり、10 分程度で覚醒することが分かります。一方、2% で維持すると覚醒は遅くなります。また、2% で維持した場合の 30 分後の脳内セボフルラン濃度が 0.3% であるのに対し、1% で維持すると 0.15% と 1/2 の濃度です。レミフェンタニルを併用して低濃度セボフルランで維持することで病棟帰室後の覚醒状態が良好であることが理解できます。

IV　換気量

　レミフェンタニルなどオピオイドの濃度が高い間は自発呼吸が出現しないた

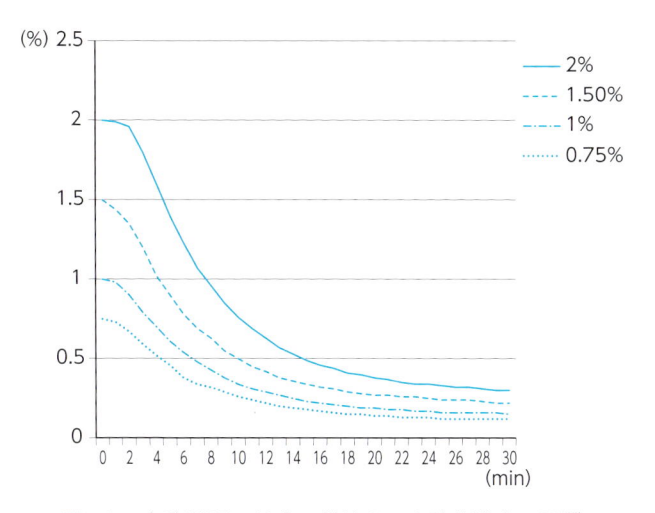

図12　麻酔覚醒に対する維持吸入麻酔薬濃度の影響
セボフルランの維持濃度を2％，1.5％，1.0％，0.75％として各濃度で4時間維持した後の覚醒時の脳内セボフルラン濃度を示す．
（森本康裕．物理化学的性質と薬物動態．山蔭道明，平田直之編．吸入麻酔．東京：克誠堂出版；2014．p.18-40 より引用）

め，覚醒時には人工呼吸を継続して十分な換気を維持する必要があります．図13はセボフルランを1.5％で4時間麻酔後の覚醒を，換気量2.5 L/min，あるいは5 L/minとしたときの脳内セボフルラン濃度のシミュレーションです（新鮮ガス流量5 L/min）．セボフルラン濃度0.5％で覚醒とすると，2.5 L/minでは覚醒まで13分，5 L/minでは10分であり，換気量を制限すると覚醒が遅れることが分かります．

　注意が必要なのは覚醒後，抜管してからの呼吸状態です．覚醒時には筋肉の濃度の低下は遅れ，患者覚醒時には吸入麻酔薬が筋肉組織に蓄積しています．したがって抜管後も正常な換気が維持され麻酔薬が呼出され続ける必要があります．低換気になると筋肉から血液中に灌流する麻酔薬により，脳内濃度は再上昇する可能性があります．セボフルランから覚醒し，12分時点で抜管したものの呼吸抑制がみられたとき（換気量5 L/min→0.5 L/min）のシミュレーション（図14）では，脳内セボフルラン濃度は0.5％まで再上昇しています．デスフルランでも同様に脳内デスフルラン濃度が上昇し，患者は再入眠する可能性があります．この再入眠は，維持麻酔薬濃度が高いほど，麻酔時間が長い

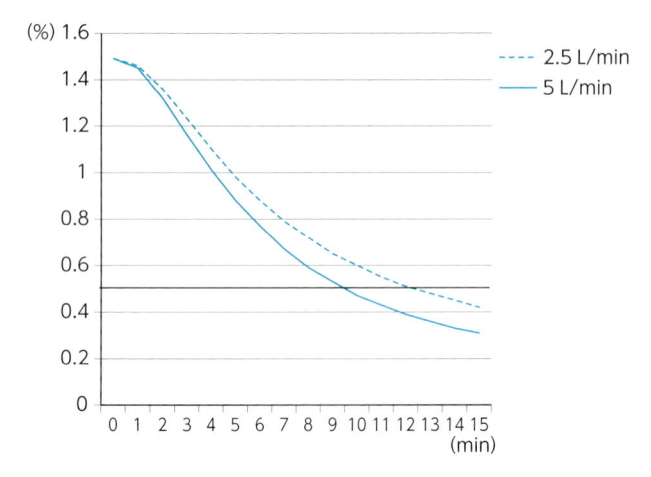

図 13 麻酔覚醒に対する換気量の影響

セボフルランを 1.5% で 4 時間麻酔後の覚醒時に，換気量 2.5 L/min，5 L/min としたときの脳内セボフルラン濃度を示す（新鮮ガス流量 5 L/min）．
（森本康裕．物理化学的性質と薬物動態．山蔭道明，平田直之編．吸入麻酔．東京：克誠堂出版；2014．p.18-40 より引用）

(A) セボフルラン（2% 吸入）　　(B) デスフルラン（6% 吸入）

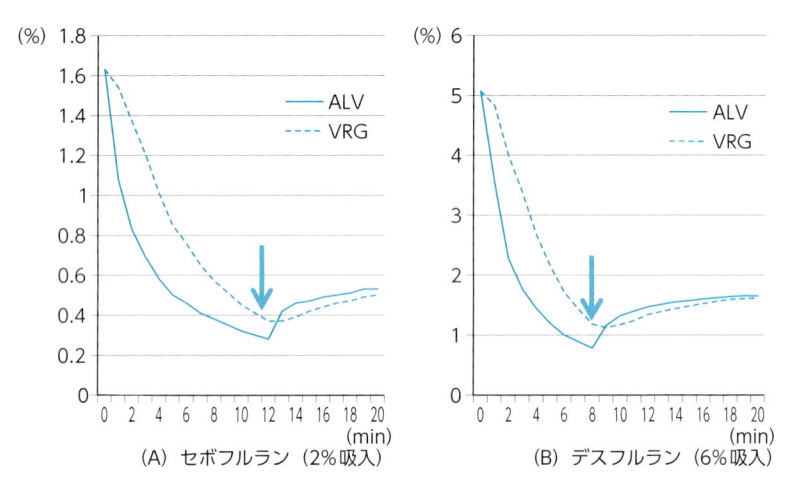

図 14 麻酔覚醒後の低換気

セボフルラン（2% 吸入で 4 時間），あるいはデスフルラン（6% 吸入で 4 時間）から投与を中止し，それぞれ 12 分，あるいは 8 分後に覚醒し抜管したものの呼吸抑制がみられたとき（換気量 5 L/min→0.5 L/min）のシミュレーションを示す．低換気により脳内吸入麻酔薬濃度は再上昇し，患者は再入眠する可能性がある．
ALV：肺胞，VRG：血管豊富群（脳内濃度），↓：抜管

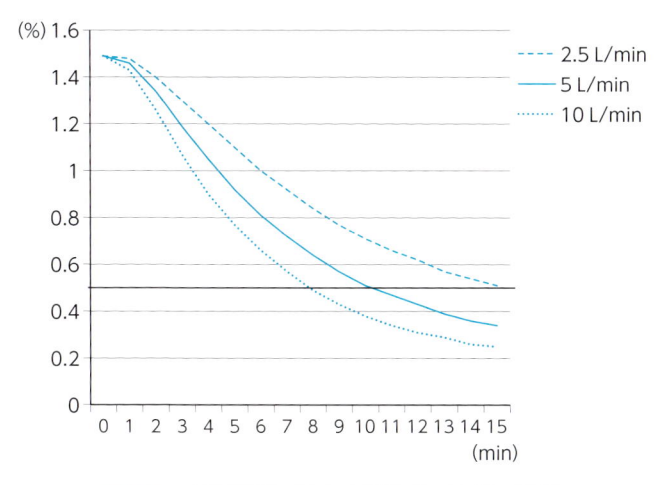

図15 麻酔覚醒に対する新鮮ガス流量の影響
セボフルランを 1.5% で 4 時間麻酔後の覚醒時に，新鮮ガス流量を 2.5 L/min，5 L/min，10 L/min としたときの脳内セボフルラン濃度を示す（換気量 5 L/min）。
（森本康裕．物理化学的性質と薬物動態．山蔭道明，平田直之編．吸入麻酔．東京：克誠堂出版；2014．p.18-40 より引用）

ほど注意する必要があります[12]。オピオイドの呼吸抑制やその他の要因で換気が制限されると、患者は再度入眠してしまうことに注意が必要です。

v 新鮮ガス流量

図 15 はセボフルランを 1.5% で 4 時間麻酔後の覚醒を、新鮮ガス流量 2.5、5、10 L/min としたときの脳内セボフルラン濃度のシミュレーションです（換気量 5 L/min）。セボフルラン濃度 0.5% で覚醒とすると、2.5 L/min では覚醒まで 15 分以上、5 L/min では 11 分、10 L/min では 8 分必要であり、覚醒時には新鮮ガス（通常は酸素）を 10 L/min 程度は供給することが重要であることが分かります。

vi セボフルランとデスフルラン

セボフルランとデスフルランを比較してみましょう。図 10 より、セボフルランとデスフルランでは麻酔覚醒までの時間には大きな差はありませんが、覚醒濃度以下への低下速度はデスフルランが速く、特に麻酔時間が長くなった場合に差が大きくなることが予想されます。

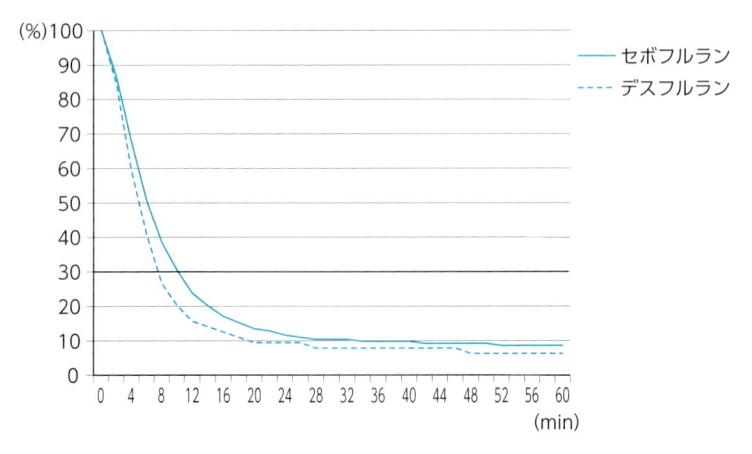

図 16　セボフルラン vs. デスフルラン（麻酔時間 2 時間）
セボフルランとデスフルランを 1 MAC で 2 時間麻酔した後の脳内濃度の変化を，麻酔薬投与終了時の濃度に対する変化（％）で示す．
(森本康裕. 物理化学的性質と薬物動態. 山蔭道明，平田直之編. 吸入麻酔. 東京：克誠堂出版；2014．p.18-40 より引用)

　図 16 はセボフルランとデスフルランを 1 MAC で 2 時間麻酔した後の脳内濃度の変化を、麻酔薬投与終了時の濃度に対する変化（％）で示しています。0.3 MAC で覚醒するとすれば覚醒までの時間はデスフルランの方が早いですがその差は 2 分程度です。これに対して 0.1 MAC に低下するまでの時間はデスフルランがセボフルランよりも明らかに早くなります。
　さらに麻酔時間を長くして検討してみます。図 17 はセボフルランとデスフルランを 1 MAC で 6 時間麻酔した後の脳内濃度の変化を、麻酔薬投与終了時の濃度に対する変化（％）で示しています。0.3 MAC で覚醒するとすれば覚醒までの時間はデスフルランが早いですが、その差は 3 分程度で 2 時間同様差は大きくはありません。これに対して 0.1 MAC に低下するまでの時間はデスフルランがセボフルランよりも明らかに早く、セボフルランでは 60 分間ではそこまで低下しません。長時間の麻酔後の認知機能や嚥下機能といった面ではデスフルランが有利であることが推測できます。

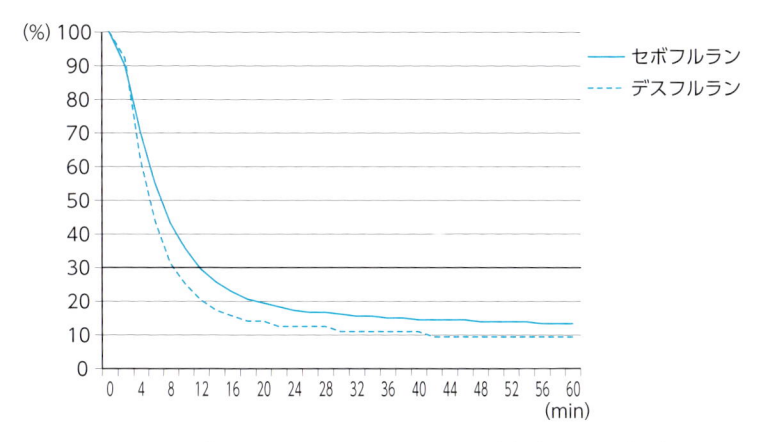

図 17 セボフルラン vs. デスフルラン（麻酔時間 6 時間）
セボフルランとデスフルランを 1 MAC で 6 時間麻酔した後の脳内濃度の変化を，麻酔薬投与終了時の濃度に対する変化（%）で示す．
(㈱本康裕．物理化学的性質と薬物動態．山蔭道明，平田直之編．吸入麻酔．東京：克誠堂出版；2014．p.18-40 より引用)

D. 脂肪の影響

（➡ 肥満患者では吸入麻酔薬からの覚醒は遅れるか？ 周術期管理の謎 22．克誠堂出版；2015．参照）

　肥満患者では組織に蓄積した麻酔薬が覚醒時に血液に戻る量が増えて麻酔薬の wash-out に影響を与える可能性があります．しかし，維持期で述べたようにセボフルランやデスフルランでは肥満による覚醒への影響は少ないと考えられます．La Colla ら[13]は肥満患者でのデスフルランの薬物動態を wash-in と wash-out に関して検討しました．Wash-in curve は吸入開始 10 分と 15 分で肥満患者で軽度低下していました．これはデスフルランの組織での取り込みが多かったためと考えられます．Wash-out curve は肥満患者と非肥満患者で差がありませんでした．術後の開眼，離握手，抜管までの時間，名前や生年月日を言えるようになるまでの時間は差がありませんでした．セボフルランでは wash-out curve が麻酔終了後 0.5〜2.5 分の間で肥満患者で遅れていましたがその後は差がありませんでした[14]．このように臨床的にはデスフルランとセボフルランで肥満による覚醒への影響は大きくはなさそうです．

E. 低流量麻酔

（▶ デスフルランの低流量麻酔．麻酔科医のための知っておきたいワザ 22．克誠堂出版；2014．参照）

MAC が高く高濃度を使用するデスフルランでは時間あたりの麻酔薬消費量が多く、低流量麻酔で行われることが多いです。

麻酔薬の低流量（通常 2 L/min 以下）での投与には利点と欠点があります。

通常 1 L/min 程度までを低流量麻酔、さらに低流量の 500 mL/min 程度を極小流量麻酔（minimal flow anesthesia）といいます。患者の酸素消費量分の酸素（200 mL/min）のみを補給するのが閉鎖回路麻酔です[6]。

低流量麻酔の利点は、低コストであること、吸気の加湿とそれによる体温の維持効果、環境へ放出される麻酔薬の減少などです。欠点は、酸素や麻酔薬濃度低下の危険、揮発性麻酔薬の分解により生成される有毒物質や一酸化炭素の蓄積です。また、低流量のままでは麻酔薬濃度を急激に変化させることができず調節性が悪くなります。加湿がよいため、逆に麻酔器や麻酔回路の結露が問題となります。

低流量麻酔で注意すべきことは気化器からの供給濃度（FD）と肺胞濃度（FA）との差です。これは酸素濃度においても同様で、低流量麻酔時には希望する吸入酸素濃度を上回る濃度の酸素を投与し、常にガスモニターで確認する必要があります。

供給濃度の肺胞濃度に対する比は取り込みと流量により決定されます。溶解度の高い麻酔薬、つまり血液/ガス分配係数の大きい麻酔薬ほど FD/FA 比が高くなります[7]。同じ麻酔薬でも麻酔薬投与初期では組織への取り込みが大きいので FD/FA 比が高く（図 18）、VRG へ麻酔薬が取り込まれやがて平衡に達する最初の 5〜10 分で急速に低下し、その後さらにゆっくりと低下します。麻酔維持期にはほぼ消費される酸素＋α を供給すれば麻酔維持が可能になります（図 19）。

新鮮ガス流量も FD/FA 比を左右します。麻酔薬の取り込みにより再呼吸ガス内の麻酔薬濃度は低下しています。流量が増加すれば麻酔薬の再呼吸が減少し FD/FA 比は低下します。流量による FD/FA 比への影響は、流量が閉鎖回路に必要とされる 0.2 L/min から 1 L/min の間では大きいですが、それ以上

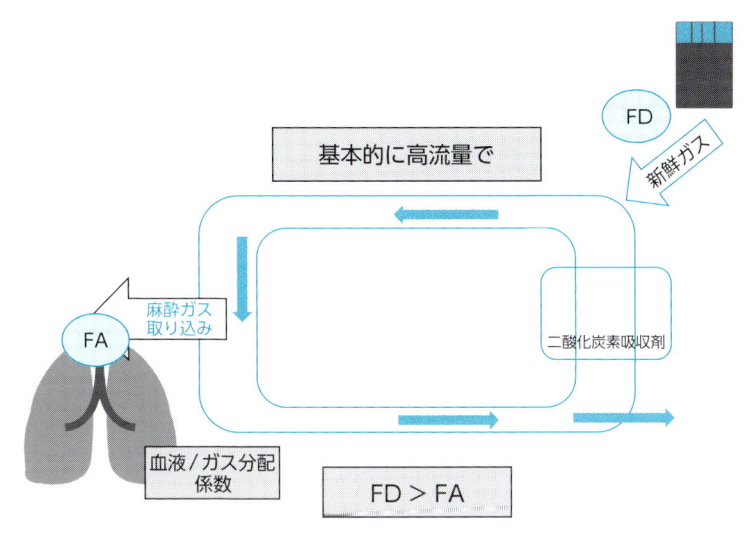

図18　麻酔導入初期の麻酔回路
麻酔導入初期は肺から患者の体内へ大量の麻酔薬が取り込まれるので，供給される麻酔薬濃度（FD）よりも肺胞内濃度（FA）は低くなる．基本的に高流量で麻酔薬を供給する必要がある．

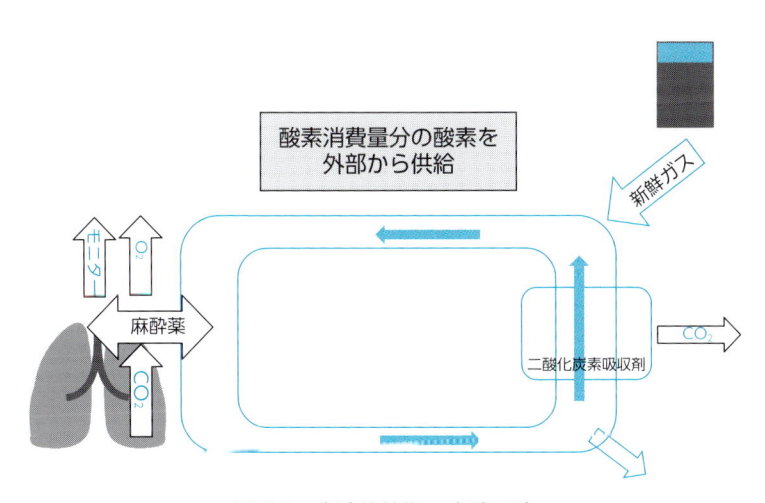

図19　麻酔維持期の麻酔回路
吸入麻酔薬が体内でほぼ平行に達した後は，外部からの麻酔薬の供給は最小限でよく，酸素消費量分の酸素を外部から供給すればよい．

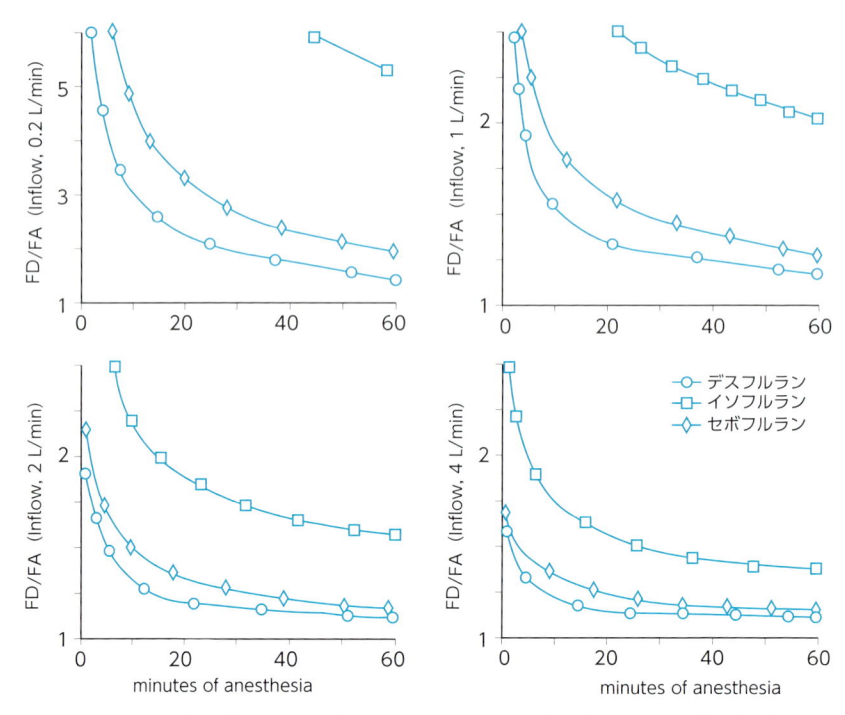

図 20　低流量麻酔時の気化器からの供給濃度（FD）と肺胞濃度（FA）
(Eger EI II. Inhaled anesthetics : uptake and distribution. In : Miller RD, editor. Miller's Anesthesia 7th ed. Philadelphia : Elsevier ; 2010. p.539-59 より引用)

では影響は少なくなります（図 20）。また、血液/ガス分配係数の小さいデスフルランは FD/FA 比が低く低流量麻酔に向いていることが分かります。

　このように、1 L/min 以下の低流量麻酔では気化器の設定濃度と呼気濃度に乖離があるため、麻酔ガスモニターを見ながら希望する呼気濃度よりも高めの気化器濃度を設定する必要があります。最近は希望する呼気麻酔薬濃度や酸素濃度を設定すると自動的に調節してくれる機能（図 21）が付いていたり、吸入麻酔薬のシミュレーションを行いながら麻酔のできる麻酔器もあります（図 22）。

　実際にデスフルランで低流量麻酔を行う場合、麻酔導入初期には高流量で使用し、その後の麻酔薬の取り込みの減少に従って流量を低下させていくとよいでしょう。まず高流量で少なくとも VRG と血液の平衡状態を得てから、低流量とします。麻酔導入初期から 15 分間 6 L/min、その後 1 L/min とした場合

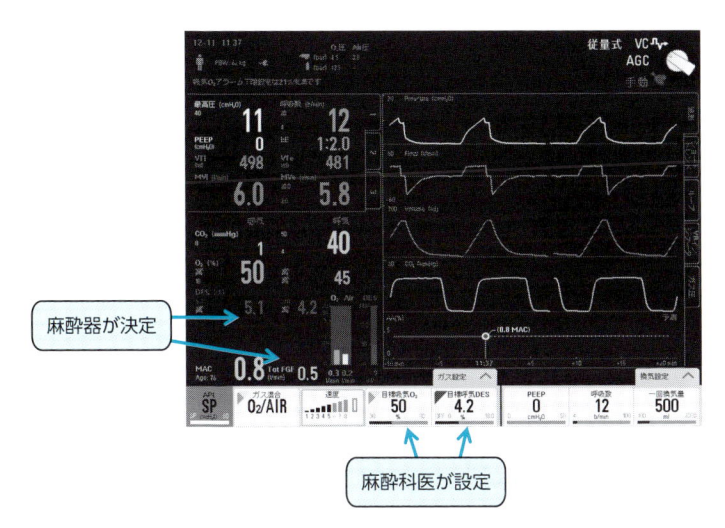

図21 Flow-i（フクダ電子）の automatic gas control（AGC）
AGCでは麻酔科医は目標の吸気酸素濃度，呼気麻酔ガス濃度を設定する．麻酔器がそれに応じて吸入麻酔薬濃度，酸素濃度とガス流量を決定し，自動的に低流量麻酔となる．

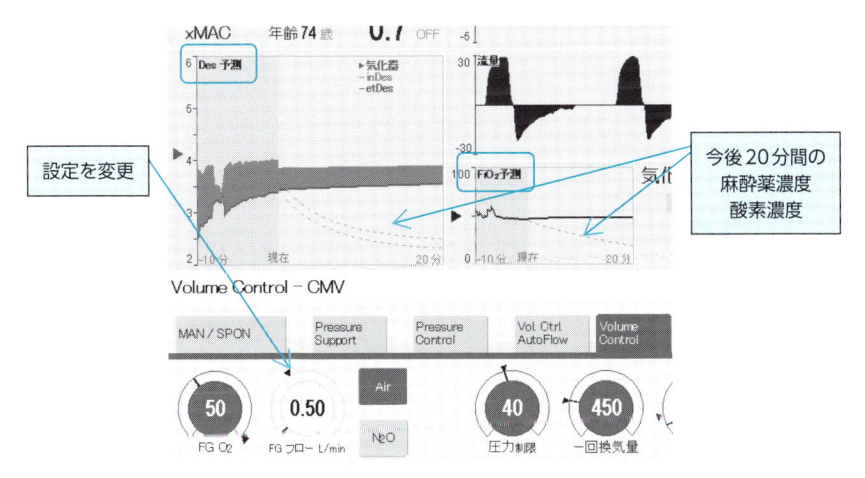

図22 Perseus A500（Dräger 社）の麻酔薬濃度予測機能
図は麻酔導入後に新鮮ガス流量を 6 L/min から 0.5 L/min に変更しようとしているところを示す．今後の麻酔薬濃度の予測を見ると徐々に低下することが分かる．気化器の濃度を上げるか，より高流量にする必要がある．

第3章 吸入麻酔薬 | 033

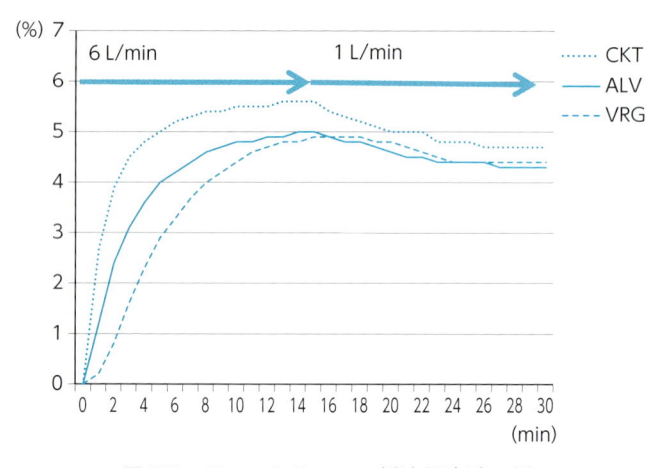

図23 デスフルランでの低流量麻酔の例
麻酔導入から15分間6 L/min，その後1 L/minとしたときのシミュレーション（気化器設定6%）を示す．
CKT：麻酔回路，ALV：肺胞，VRG：血管豊富群（脳内濃度）
(森本康裕．物理化学的性質と薬物動態．山蔭道明，平田直之編．吸入麻酔．東京：克誠堂出版；2014．p.18-40より引用)

表3 1 MACで60分間の麻酔を維持するために必要な吸入麻酔薬の量（mL）

麻酔薬	200 mL/min	1 L/min	2 L/min	4 L/min	6 L/min
デスフルラン	10.1	26.1	46.0	85.8	126.0
セボフルラン	4.9	10.9	18.2	33.0	47.8
イソフルラン	6.3	9.6	13.9	22.3	30.7
ハロタン	4.6	6.5	9.0	13.9	18.8

(Weiskopf RB, Eger EI II. Comparing the costs of inhaled anesthetics. Anesthesiology 1993；79：1413-8より改変引用)

のシミュレーションを示します（図23）。低流量開始後は呼気濃度（肺胞濃度）は軽度低下しますので、十分注意して必要に応じて吸入濃度を上げます。低流量麻酔中、麻酔薬濃度を急速に変えたいときは一時的に流量を上げます。

高濃度を使用することで消費量の多いデスフルランですが、1 L/minの流量で使用すれば1 MACを維持するのに必要な麻酔薬量は26.1 mL/hrであり、これはセボフルランを流量4 L/minで使用する際の量である33 mL/hrとほぼ同じになります（表3）[15]。経済性はもちろん余剰ガスが減少することから環境への影響も少なくなります。吸入麻酔薬の薬物動態を学びながら、同時に

患者のコスト軽減、さらに環境へもやさしい低流量麻酔は、今最も「知的な麻酔」です。

【文　献】

1) 金澤正浩，鈴木利保．吸入麻酔薬．日本麻酔科学会・周術期管理チームプロジェクト編．周術期管理チームテキスト．神戸：公益社団法人日本麻酔科学会；2011．p.316-22．
2) 風間富栄．吸入麻酔法．小川節郎，新宮　興，武田純三ほか編．麻酔科学スタンダードⅠ臨床総論．東京：克誠堂出版；2003．p.125-41．
3) Katoh T, Kobayashi S, Suzuki A, et al. The effect of fentanyl on sevoflurane requirements for somatic and sympathetic responses to surgical incision. Anesthesiology 1999；90：398-405.
4) Antogniti JF, Schwartz K. Exaggerrated anesthetic requirement in the preferentially anesthetized brain. Anesthesiology 1993；79：1244-9.
5) Rampil IJ, Mason P, Singh H. Anesthetic potency (MAC) is independent of forebrain structures in the rat. Anesthesiology 1993；78：707-12.
6) Eger EI Ⅱ. Inhaled anesthetics：uptake and distribution. In：Miller RD, editor. Miller's Anesthesia. 7th ed. Philadelphia：Elsevier；2010. p.539-59.
7) 坪川恒久．肥満者では吸入麻酔薬からの覚醒は遅れるか？ 森本康裕編．周術期管理の謎22．東京：克誠堂出版；2015．p.149-60．
8) Eger EI Ⅱ, Saidman LJ. Illustrations of inhaled anesthetic uptake, including intertissue diffusion to and from fat. Anesth Analg 2005；100：1023-33.
9) Bailey JM. Context-sensitive half-times and other decrement times of inhaled anesthetics. Anesth Analg 1997；85：681-6.
10) Eger EI Ⅱ, Shafer SL. Tutrial：context-sensitive decrement times for inhaled anesthetics. Anesth Analg 2005；101：688-96.
11) Sundman E, Witt H, Sandin R, et al. Pharyngeal function and airway protection during subhypnotic concentrations of propofol, isoflurane, and sevoflurane. Anesthesiology 2001；95：1125-32.
12) Lesson S, Roberson RS, Philip JH. Hypoventilation after inhaled anesthesia results in reanesthetization. Anesth Analg 2014；119：829-35.
13) La Colla G, La Colla L, Turi S, et al. Effects of morbid obesity on kinetic of desflurane：wash-in wash-out curves and recovery times. Minerva Anestheiol 2007；73：275-9.
14) Casati A, Marchetti C, Spreafico E, et al. Effects of obesity on wash-in and wash-out kinetics of sevoflurane. Eur J Anaesthesiol 2004；21：243-5.

15) Weiskopf RB, Eger EI Ⅱ. Comparing the costs of inhaled anesthetics. Anesthesiology 1993 ; 79 : 1413-8.

第4章 静脈麻酔薬

静脈麻酔薬とは

　静脈麻酔薬は静脈内に投与して作用する麻酔薬です。吸入麻酔薬よりも作用発現が早く麻酔導入時の使用に適しています。そのまま投与を継続して全身麻酔の維持に使用することも可能です。

　麻酔の導入には、プロポフォール、ミダゾラムが使用されますが、麻酔の維持にも使用できるのはプロポフォールのみです。

　全身麻酔以外に検食や区域麻酔時の鎮静に使用することも可能です。鎮静に使用されるのはプロポフォールやミダゾラムでしたが、適応が拡大されたことで今後はデクスメデトミジンの使用が多くなると思われます。鎮静の管理をすべて麻酔科で管理することは困難ですが、安全な鎮静の体制を整備、教育するのも麻酔科医の重要な仕事です。

1 プロポフォール

▶▶ プロポフォールとは

　プロポフォールは全身麻酔の導入あるいは維持に用いられる静脈麻酔薬です。

　吸入麻酔薬で麻酔を維持する場合でもプロポフォールを用いて麻酔を導入するのが一般的です。これは静脈麻酔薬の方が麻酔導入が早く確実であるからです。

　プロポフォールで麻酔を導入後そのまま麻酔を維持することも可能です。これが全静脈麻酔（total intravenous anesthesia：TIVA）で

表1 プロポフォールの初期目標血中濃度と初期投与量（体重 50 kg の場合）

目標血中濃度（μg/mL）	初期注入量（mL）
2	2.3
3	3.5
4	4.7
5	6.6

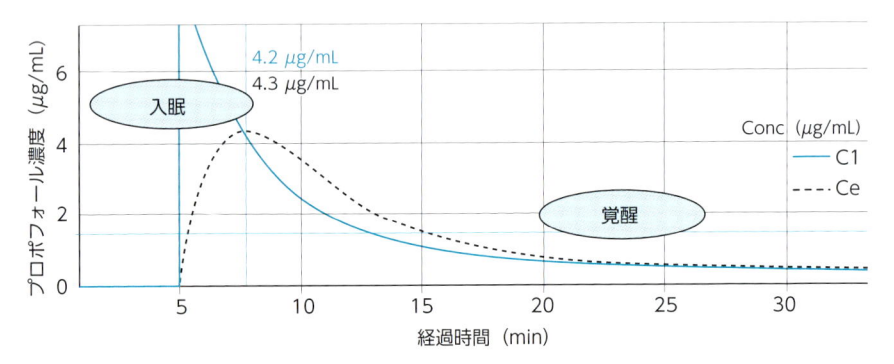

図1 プロポフォール 2 mg/kg 静注後のプロポフォール濃度
C1：血中濃度，Ce：効果部位濃度

す。現在使用されている静脈麻酔薬の中ではプロポフォールが TIVA に最も適しています。これは、プロポフォールにより全身麻酔に適切な鎮静が得られることと、投与中止後は速やかに作用が消失する。つまり覚醒が早いことが理由です。この章では主としてプロポフォールを用いた TIVA の考え方について解説します。

A. 薬物動態

プロポフォールを麻酔導入に使用する場合、投与量は 1～2 mg/kg です（表1）。

プロポフォールを単回投与すると、血中濃度（C1）は速やかに上昇し、それに遅れて効果部位濃度（Ce）が上昇、患者は意識を消失します。図1はプ

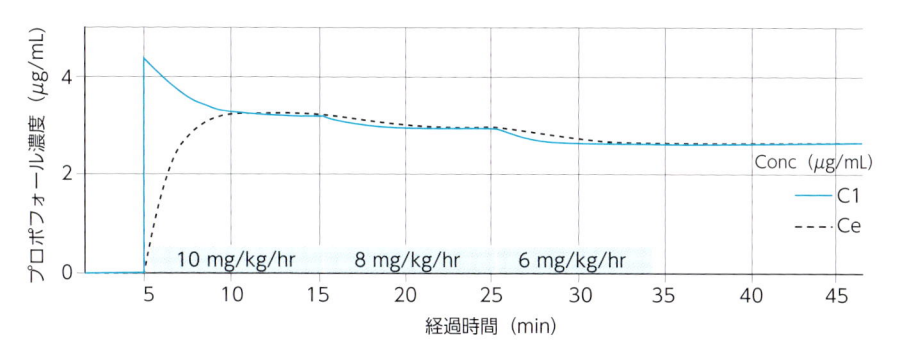

図2　ステップダウン法によるプロポフォール投与
C1：血中濃度，Ce：効果部位濃度

ロポフォールを2 mg/kg投与したときのシミュレーションです。患者の意識消失に必要な効果部位濃度は1.5 µg/mL程度ですので、投与後速やかに意識が消失し10分程度効果が持続します。

　麻酔維持に使用する場合は持続投与が必須です。図2はプロポフォール発売当初に行われていたステップダウン法による投与です。1 mg/kgを単回投与後、10 mg/kg/hrで10分、8 mg/kg/hrで10分、6 mg/kg/hrで10分投与すると、血中濃度が平均的な麻酔維持濃度である3 µg/mLになるという方法でした。しかしこの投与法では、3 µg/mL以外の維持濃度に調節することができないためtarget control infusion（TCI）による投与が行われるようになりました。

　TCIとは薬物動態モデルを用いて輸液ポンプの投与速度を調節し、薬物の濃度を望んだ値にコントロールする方法です。現在日本で使用されているディプリフューザーは血中濃度をコントロールしますが、それ以外にプロポフォールが作用する中枢神経の濃度である効果部位濃度も表示されます。また、投与終了後も血中濃度と効果部位濃度を表示することが可能です。あくまでもシミュレーションによるものですが吸入麻酔薬における気化器と麻酔ガスモニターに相当する技術といえます。TCIに用いる薬物動態モデルとしては、3コンパートメントモデルが使用されています（図3）（　薬物動態パラメータって何？ 周術期管理の謎22．克誠堂出版；2015．参照）。中央コンパートメントは薬物を投与して、まず分布するコンパートメントであり血液に相当します。これ以外の2つのコンパートメントは、あくまでこのようなコンパートメントを想定

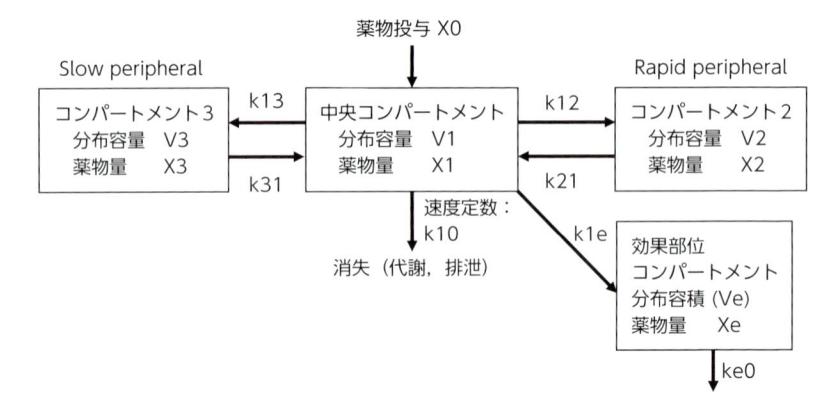

図3　静脈麻酔薬の3コンパートメントモデル

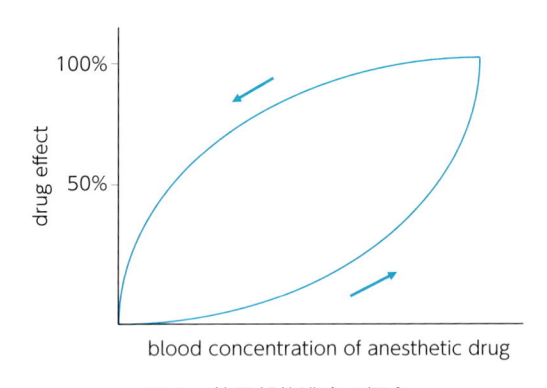

図4　効果部位濃度の概念

すると薬物動態をうまく説明できるというもので、特定の臓器を想定したものではありません。各コンパートメントの分布容量とコンパートメント間の移行速度は、いくつかの研究により求められています。ディプリフューザーで使われているのはMarshら[1]により求められたパラメータです。

　効果部位は薬物の作用する部位での濃度のことで、プロポフォールの場合は中枢神経での濃度になります。これは血中濃度を徐々に上昇させたときと、低下させたときに薬物の効果がやや遅れることから考えられました（図4）。血中濃度をターゲットにTCI投与を開始した場合、効果部位濃度は血中濃度にやや遅れて上昇し、濃度低下時にはやや遅れて低下します。

設定した血中濃度 → 薬物動態モデルの誤差 → 薬力学的バリエーション（感受性の差）

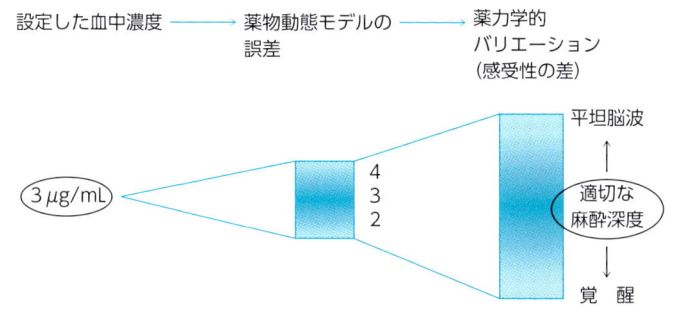

図5　TCI投与の注意点

　TCIを用いることで、プロポフォール濃度のコントロールは容易になります。濃度上昇時には投与速度をあげるため速やかに濃度が上昇します。濃度低下時には、投与を一時的に中止しますので速やかに濃度が低下します。しかし、TCIはあくまでも健康成人から得られたパラメータから投与速度を計算していますので、実際に麻酔している患者での血中濃度とTCIで設定した濃度には差があります（薬物動態の誤差）。さらに患者個々での感受性の差（薬力学的バリエーション）が加わりますので、適正の麻酔深度と思ってTCIで3 μg/mLと設定しても、実際の患者では覚醒している患者から平坦脳波になってしまう患者までがありえます。これに併用する薬物、特にオピオイドの影響を考えないといけませんので、プロポフォールでTCI投与する際は、設定した血中濃度が自分の望んだ鎮静度が得られているかを、脳波モニターなどで常に評価して、TCIの設定にフィードバックする必要があります（図5）。

　このように麻酔維持期においてプロポフォールと吸入麻酔薬との大きな違いは、維持に必要な濃度の個人差がプロポフォールで大きいということです。図6は、筆者らの施設での整形外科手術124例における麻酔維持期のプロポフォール目標血中濃度（レミフェンタニル併用）です[2]。1.5 μg/mLで維持可能な症例から、4 μg/mLを必要とする症例まで差が大きいことが分かります。萩平[3]は、同様に脳波モニターを使用して判断した維持に必要なプロポフォール濃度は個人差が大きいが、セボフルランでは1.2〜1.4%の間に集中していたと報告しています。プロポフォールによるTIVAの麻酔のポイントは、患者個々の個人差を認識し適切な目標血中濃度を設定することにあります。この目的で使用されるのが、患者就眠時の効果部位濃度と脳波モニターです。

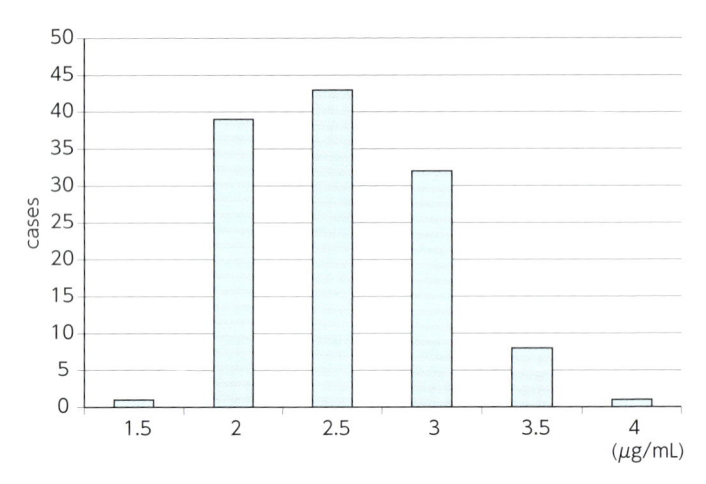

図6 筆者のプロポフォール維持濃度
(森本康裕，原田　郁．研修医から指導医まで役立つTIVAの実際．日臨麻会誌 2012；32：52-8 より引用)

B. TIVAにおける目標血中濃度の決め方

1 患者就眠時の効果部位濃度

　Iwakiri ら[4]はボランティアを用い、TCIでプロポフォール濃度を徐々に上げていき意識消失時のプロポフォール濃度と、逆にプロポフォール濃度を下げていき意識回復時のプロポフォール濃度の関係について検討しています。意識消失時のプロポフォール濃度は個人差が大きかったのですが、意識回復時のプロポフォール濃度とよく相関していました。そこで、患者の就眠時のプロポフォール効果部位濃度を麻酔維持の指標とすることが勧められています。しかし、実際には患者の不安や前投薬の使用、併用するオピオイドの影響などで両者は必ずしも一致しないこともあります。さらに麻酔導入時はTCIで用いられる3コンパートメントモデルには問題があることが報告されています[5]。
　これはどういうことでしょうか。プロポフォールをボーラス投与した場合、3コンパートメントモデルでは中央コンパートメントのプロポフォール濃度は、投与量と分布容量により決定され、コンパートメント内では均一に上昇

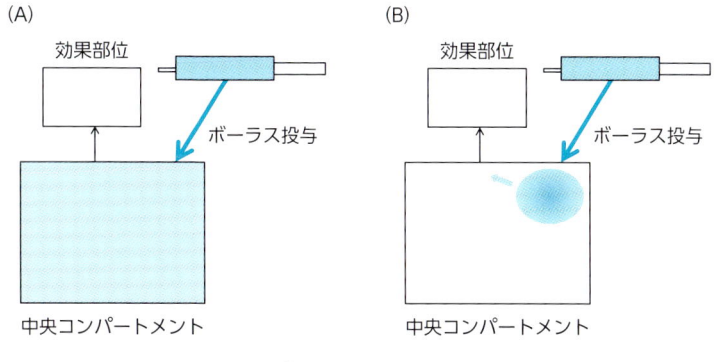

図7 プロポフォール投与初期の注意点

し、それに遅れて効果部位濃度が上昇すると仮定します（図7-A）。しかし、実際にはボーラス投与直後はプロポフォールの濃度の高い部分が静脈内を心臓→脳の順に移動していきます。つまりプロポフォールの濃度の高い部分と濃度ゼロの部分が混在し、濃度の高い部分が徐々に拡散しながら中枢神経に到達、ここで中枢神経の濃度が、急激に上昇すると考えられます（図7-B）。つまり、プロポフォール投与初期の効果部位濃度の上昇は、ボーラス投与の場合は薬物動態モデルでの予測よりも早く、急激である可能性があります。プロポフォールをTCI投与する場合、初期投与量（投与開始時のボーラス投与）が初期の目標血中濃度により決まります。プロポフォールの初期目標血中濃度を高く設定すると、この初期投与量が多くなり（目標血中濃度4μg/mLで約1 mg/kg）、患者就眠時のプロポフォール効果部位濃度を正しく評価できない可能性があります。

実際には、筆者らの検討[2])では目標血中濃度を2μg/mLで開始すると就眠時（P ind）と覚醒時（P awake）のプロポフォール効果部位濃度はよく相関しました。4μg/mLでは、就眠時効果部位濃度が覚醒時効果部位濃度よりも低い患者の頻度が高くなりました（図8）。これはTCIでの初期注入時に患者が就眠してしまい、効果部位濃度を正確に評価できなかったためと考えられます。したがって、TCIの初期目標血中濃度は3μg/mL以下がよく、これで就眠が得られなければ徐々に目標血中濃度を上げるとよいでしょう。

このほか、プロポフォールの投与以外に前投薬やオピオイドの併用は就眠時濃度を低下させます。したがって、就眠時のプロポフォール効果部位濃度を正

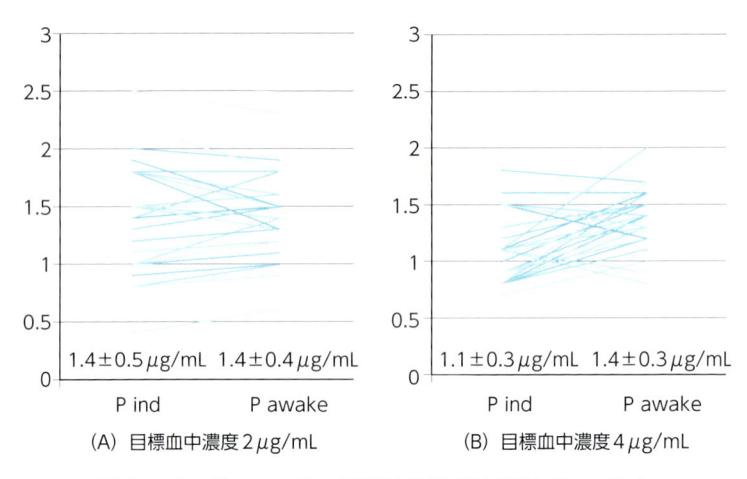

図8 プロポフォールの就眠時効果部位濃度（P ind）と覚醒時効果部位濃度（P awake）
(森本康裕，原田　郁．研修医から指導医まで役立つ TIVA の実際．日臨麻会誌 2012；32：52-8 より引用)

(A) 目標血中濃度 2 μg/mL　P ind 1.4±0.5 μg/mL　P awake 1.4±0.4 μg/mL
(B) 目標血中濃度 4 μg/mL　P ind 1.1±0.3 μg/mL　P awake 1.4±0.3 μg/mL

確に評価するには，前投薬を投与せず，オピオイドの投与前にプロポフォールの TCI 投与を開始し，プロポフォールの目標血中濃度を 3 μg/mL 以下で開始する必要があります。もちろん，レミフェンタニルをプロポフォールの前に投与開始しておくとプロポフォール投与時の血管痛を抑制できますので特に若年者では有用です。この場合は，レミフェンタニルとプロポフォールとの相互作用により就眠しています。したがって，手術中にレミフェンタニルの効果部位濃度が患者就眠時よりも低下すると，手術中に就眠時のプロポフォール濃度よりも高めに維持していても患者が覚醒する危険があります。

このように麻酔導入時に患者就眠時のプロポフォール効果部位濃度を評価したら，その濃度の 2 倍を目安に維持濃度を設定します。これは吸入麻酔薬でも MAC awake の約 2 倍である 0.7 MAC 程度で維持するのと同様です。

⬛ BIS モニター（第 9 章麻酔と脳　参照）

前述のように患者のプロポフォールに対する感受性を，患者就眠時のプロポフォール効果部位濃度のみで評価するのは限界があり，麻酔維持中は Bispectral index（BIS）モニターの併用が望ましいといえます。しかし，BIS モニターにも注意点や限界があります。

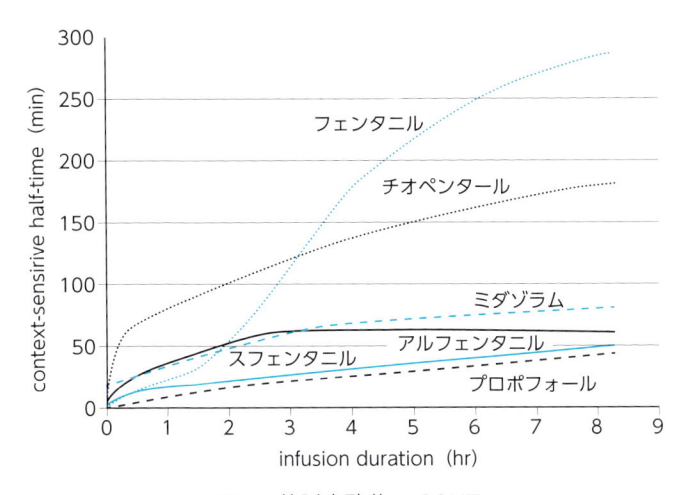

図9 静脈麻酔薬のCSHT
(Hughes MA, Glass PS, Jacobs JR, et al. Context-sensitive half-time in multi-compartment pharmacokinetic models for intravenous anesthetic drugs. Anesthesiology 1992；76：334-41 より引用)

　プロポフォール麻酔中の脳波は、適切な麻酔深度では高振幅のspindle waveが連続的にみられます。同じBIS値であってもプロポフォール濃度によって脳波の振幅や波形が異なるため、BIS値以外に脳波波形にも注意が必要です。平坦脳波の割合を示すspression ratioが上昇してくるとBISは低下し完全な平坦脳波ではゼロになります。しかし、このような変化には個人差があり、5〜10%の患者では適切な鎮静下でもspindle waveがみられません。特に高齢者や中枢神経障害の既往のある患者では典型的な脳波変化を示さない場合が多く、表示されるBIS値の信頼性は低下します。

C. 覚 醒

　覚醒時に問題となるのはプロポフォール投与時間です。
　静脈麻酔薬の持続投与後の濃度低下を示す指標のひとつにcontext-sensitive half-time（CSHT）があります（図9）[6]。CSHTは薬物の持続投与後に血中濃度が投与前の1/2になるまでの時間です。維持麻酔薬濃度が覚醒濃度の2倍と考えると覚醒時間の目安になります。プロポフォールのCSHTは投与時間とともに徐々に延長します。したがって短時間の麻酔後は速やかに覚醒します

が、長時間の麻酔後は覚醒にやや時間がかかることが考えられます。手術終了前になったら BIS 値が 60 を超えない範囲で徐々にプロポフォール濃度を低下させておくとよいでしょう。また、手術後の X 線撮影の時間をうまく使ってプロポフォール濃度を低下させるのもコツです。

D. Open TCI

■ Open TCI とは

　今後の TCI 投与の進歩としては open TCI ポンプの使用があります。現在使用されているディプリフューザーでは、ディプリバンキットを使用したプロポフォールの TCI 投与しかできません。また、目標として設定できるのは血中濃度であり、薬物動態パラメータも固定されています。これは、安全性は高いのですが、他の薬物や薬物動態モデルを変更することができません。Open TCI ポンプは、薬物、薬物動態モデル、さらに目標とする濃度も血中濃度だけでなく効果部位濃度とすることもできるポンプのことで、すでに欧州などでは販売されています。今後、日本でも使用可能となることが期待されています。

　Open TCI ポンプが使用可能となればプロポフォールだけでなくレミフェンタニルも TCI 投与可能となります。また、プロポフォール製剤もディプリバンキットだけでなく、後発品のプロポフォール製剤が使用可能となるなどメリットはいくつかあります。しかし、薬物の選択など設定を適切に行う必要がありますので、慎重に使用する必要があります。

　では薬物動態モデルが異なるとどうなるのかを考えてみましょう。

■ プロポフォールの TCI 投与：薬物動態パラメータの違い

　国内ではプロポフォール TCI 投与にはディプリフューザーで使用されている Marsh のパラメータ[1]が一般的です。しかし、open TCI が使用されている海外では Schnider のパラメータ[7]もよく使われています。そこで両者の違いについて考えてみます。

　表 2 に Marsh と Schnider のパラメータをまとめました。Schnider のパラメータの特徴は、V1 つまり中心コンパートメントの容量が 4.27 L で固定されていることです。また、いくつかのパラメータに除脂肪体重（lean body

表2　Marsh モデルと Schnider モデルの比較

	Marsh		Schnider	
		70 kg		170 cm, 70 kg, male
V1	0.228 L/kg	15.9 (L)	4.27 (L)	4.27 (L)
V2	0.463 L/kg	32.4 (L)	$18.9 - 0.391 \times (Age - 53)$ (L)	24.0 (L)
V3	2.893 L/kg	202.0 (L)	238 (L)	238 (L)
k10	0.119		$0.443 + 0.0107 \times (weight - 77) - 0.0159 \times (LBM - 59) + 0.0062 \times (height - 177)$	
k12	0.112		$0.302 - 0.0056 \times (age - 53)$	
k13	0.042		0.196	
k21	0.055		$[1.29 - 0.024 \times (age - 53)] / [18.9 - 0.391 \times (age - 53)]$	
k31	0.0033		0.0035	
ke0	0.26		0.456	

mass・LBM）や年齢が計算に含まれています。LBM の計算には、性別、身長、体重が必要です。Marsh のパラメータよりは体格や年齢、性別を考慮していることが分かります。

　実際に 50 歳、男性、身長 170 cm、体重 70 kg の患者で考えてみます（図 10）。同じ 2 mg/kg である 140 mg のプロポフォールを投与すると、プロポフォールがまず分布する中央コンパートメントの用量は、Marsh が 16 L なのに対して Schnider が 4.3 L と小さく、初期の血中濃度および効果部位濃度の上昇は Schnider モデルが高くなります（図 11）。その後の維持期には両者の差はそれほどありません。実際に筆者の自検データでは麻酔維持中の効果部位濃度には差はありませんでした（図 12）。一方、覚醒時には Schnider モデルの方が効果部位濃度の低下は早くなります（図 13）。このように open TCI ポンプを使って Schnider モデルを選択すると、麻酔導入時と覚醒時にはこれまでの Marsh のパラメータとは感覚が違うので注意が必要です。

E. Propofol infusion syndrome (PRIS)

　PRIS は、集中治療領域などで高用量と長時間のプロポフォール投与時に起こる可能性のある合併症で、代謝性アシドーシス、横紋筋融解症などを症状とします[8]。4 mg/kg/hr 以上の持続投与を 48 時間以上継続すると危険とされています。その他の危険因子としてはステロイドやカテコールアミンの使用があ

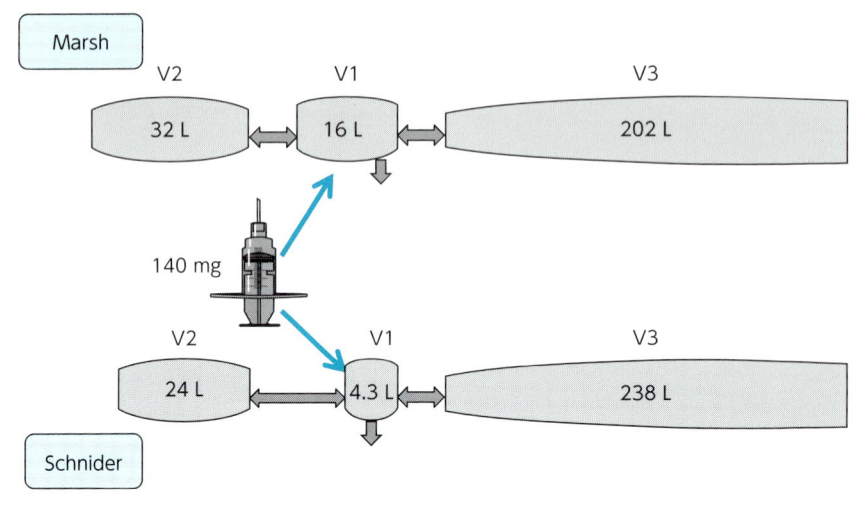

図 10　Marsh モデルと Schnider モデルの比較
患者は 170 cm, 70 kg の男性

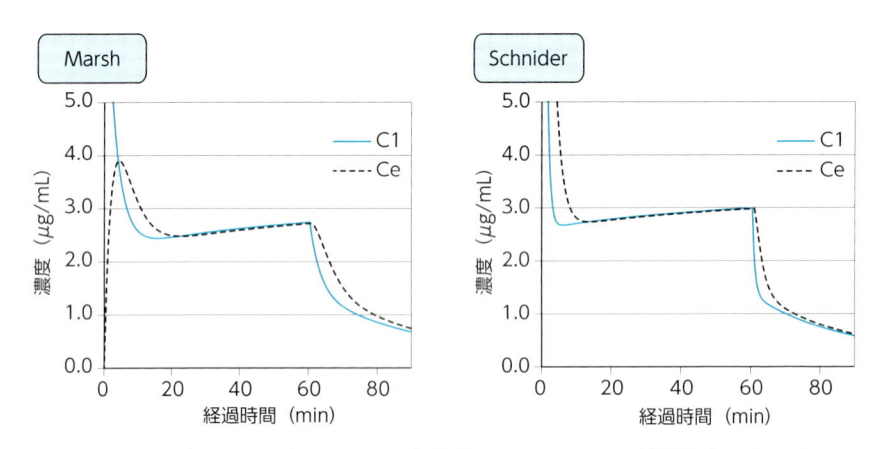

図 11　プロポフォールを 2 mg/kg 投与後 6 mg/kg/hr で持続投与したときのシミュレーション
Marsh モデルと Schnider モデルの比較

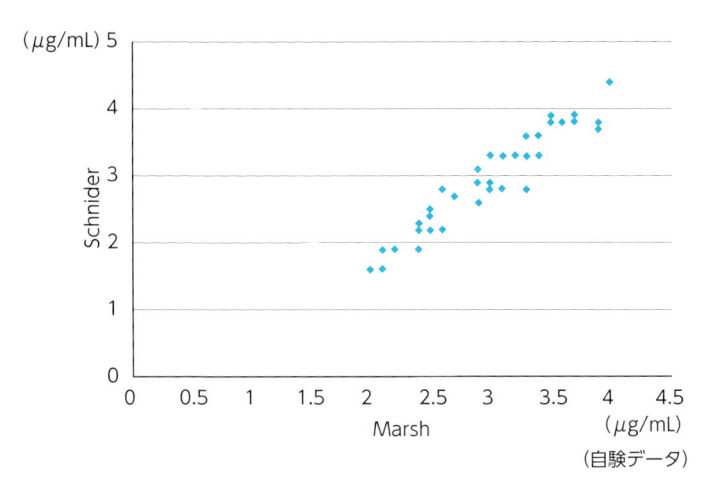

図12 プロポフォールで麻酔維持中の
プロポフォール効果部位濃度
Marsh モデルで TCI 投与中に，Schnider モデルで再計算

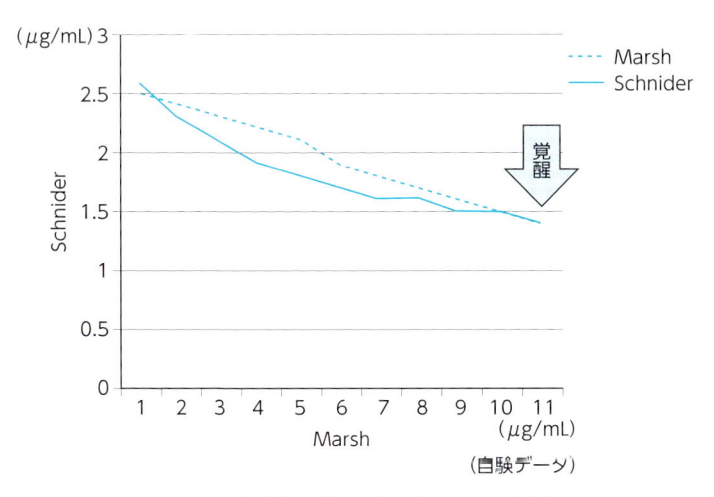

図13 麻酔覚醒時のプロポフォール濃度
Marsh モデルで TCI 投与中に，Schnider モデルで再計算

ります。手術中、短時間の投与例でも報告がありますので、プロポフォール使用時には常に頭に入れておく必要があります。

〈コラム〉

吸入麻酔薬使用時には悪性高熱、プロポフォール使用時にはpropofol infusion syndrome、区域麻酔時には局所麻酔薬中毒、すべての麻酔時にアナフィラキシー

どれもまれな病態ではあるが常に注意し、対応を考えておきたい。

2 デクスメデトミジン

▶▶▶ デクスメデトミジンとは

デクスメデトミジンは中枢性 α_2 アドレナリン受容体作動薬です。脳幹の青斑核にある中枢性 α_2 受容体を介して鎮静作用を示します。大脳への作用は間接的ですのでその作用はマイルドで自然睡眠のノンレム睡眠に近いとされます。鎮静作用に加えて、鎮痛作用や交感神経抑制作用などさまざまな作用をもっています。呼吸抑制作用が少ないことから、挿管していない状態での鎮静には適した薬物です。手術室では、脊髄くも膜下麻酔や末梢神経ブロックなど区域麻酔時の鎮静が適応です。また、手術後にデクスメデトミジンで人工呼吸中の鎮静を行う症例では、麻酔後半から持続静注を開始しておくという使用も考えられます。

A. 投与法

デクスメデトミジンの投与量は、0.2〜0.7 μg/kg/hr です。しかし、持続投与のみでは鎮静濃度まで到達するのに数時間かかるので、手術中の使用には初期負荷投与が必要です。6 μg/kg/hr で 10 分投与しますが、この間は急激な血中濃度の上昇により、特に徐脈となることがあるので注意します。図14は

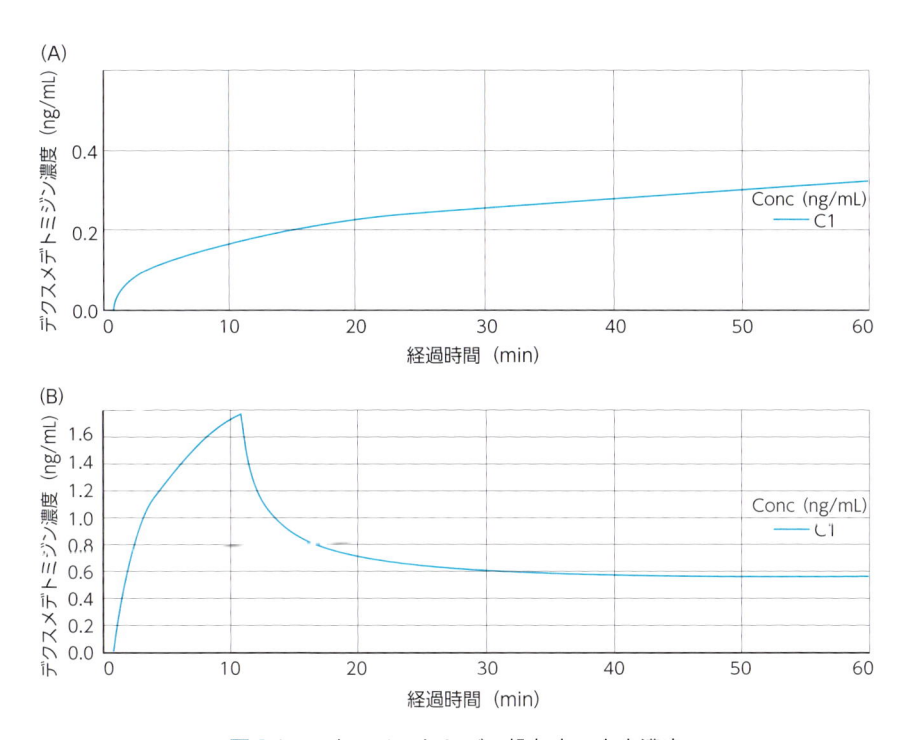

図14 デクスメデトミジン投与中の血中濃度
A：0.7 μg/kg/hr，B：6 μg/kg/hr で 10 分間投与後，0.7 μg/kg/hr

　0.7 μg/kg/hr のみで投与したときと、6 μg/kg/hr で 10 分間初期負荷投与後、0.7 μg/kg/hr で持続投与したときの血中濃度のシミュレーションです。初期負荷投与の必要性とともに負荷投与中は急激に血中濃度が上昇することが分かります。集中治療領域での鎮静に必要な血中濃度は 0.7 ng/mL とされますが、鎮痛効果を期待する場合はより高濃度が必要になります。

B. 投与中の注意

　デクスメデトミジンは呼吸抑制が少ない薬物ですが、もともと睡眠時無呼吸のある患者では就眠により容易に呼吸が停止します。鎮静中は、経皮酸素飽和度測定はもちろん、カプノメータを用いて呼吸の状態をモニターすることが重要です。適且酸素投与も必要です。

もうひとつは、デクスメデトミジンは代謝、排泄はプロポフォールよりも長く投与終了後も作用が継続する点です。投与中は常に患者の鎮静度を評価し投与速度を調節します。特に短時間の手術症例や日帰り手術では十分な鎮静が得られたら投与を中止するくらいでちょうどよいでしょう。

3　ミダゾラム

> ▶▶▶ ミダゾラムとは
> 　ミダゾラムはγ-アミノ酪酸（GABA）受容体に存在するベンゾジアゼピン受容体に作用する薬物です。ベンゾジアゼピン系の薬物はジアゼパムなどいくつかありますが、ミダゾラムは水溶性であることと作用時間が比較的短いことから麻酔管理にはよく使用されます。

A. 麻酔導入薬としての使用

　麻酔導入時にミダゾラムを使用する場合、0.1〜0.2 mg/kg を使用します。プロポフォールよりも血圧低下作用が少ないので心機能低下症例で用いられます。当然、レミフェンタニルやフェンタニルを適宜併用します。持続静注には向いていないので、気道確保後は吸入麻酔薬で麻酔を維持します。前向性健忘効果があることから以前は麻酔前投薬として使用されることが多かった薬物です。

B. 区域麻酔時の鎮静

　ミダゾラムはデクスメデトミジンと区域麻酔時の鎮静に使用可能です。持続静注ではなく単回の投与で使用できるのが長所です。0.02〜0.04 mg/kg を静注し、必要に応じて初回量の半量を追加します（図15）。高齢者では作用が長時間遷延することがあるので投与量は半量程度にとどめます。舌根沈下を起こ

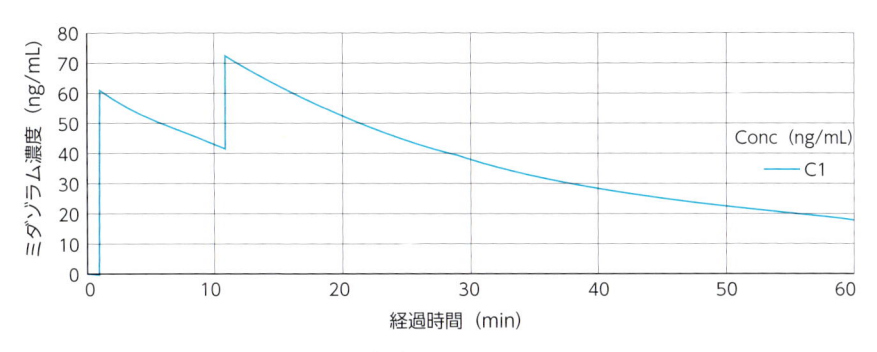

図 15　ミダゾラム投与時の血中濃度

体重 60 kg の患者に初回 2 mg, 10 分後に 1 mg を投与したときのシミュレーション．少量の反復投与で効果を調節可能で，作用消失は緩徐である．

しやすいので、鎮静中は酸素投与と患者の呼吸状態のモニターが必要です。

C. フルマゼニル

ベンゾジアゼピン系薬物には拮抗薬としてフルマゼニルがあります。区域麻酔や検査中の鎮静にミダゾラムを用いた症例では、フルマゼニルで鎮静を解除することが可能です。麻酔導入時にミダゾラムを用いた症例で覚醒が遅延する場合も使用を考慮します。

作用発現は速やかですが、静脈内投与時の半減期は 50 分程度なのでその後再鎮静となる可能性があります。一度覚醒してもその後の観察が必要です。外来患者でも 1 時間程度経過をみてから帰宅させる必要があります。

【文　献】

1) Marsh B, White M, Morton N, et al. Pharmacokinetic model driven infusion of propofol in children. Br J Anaesth 2011；107：593-600.
2) 森本康裕，原田　郁．研修医から指導医まで役立つ TIVA の実際．日臨麻会誌 2012；32：52-8.
3) 萩平　哲．TIVA と術中覚醒，脳波モニタリング．今日から実践できる TIVA．木山秀哉編．東京：真興交易医書出版部：2006．p.115-32.
4) Iwakiri H, Nishihara N, Nagata O, et al. Indivisual affect-site concentrateons of propofol are similar at loss of consciousness and at awakening.

Anesth Analg 2005 ; 100 : 107-10.
5) Masui K, Kira M, Kazama T, et al. Early phase pharmacokinetics but not pharmacodynamics are influenced by propofol infusion rate. Anesthesiology 2009 ; 111 : 805-17.
6) Hughes MA, Glass PS, Jacobs JR, et al. Context-sensitive half-time in multicompartment pharmacokinetic models for intravenous anesthetic drugs. Anesthesiology 1992 ; 76 : 334-41.
7) Schnider TW, Minto CF, Gambus PL, et al. The influence of method of administration and covariates on the pharmacokinetics of propofol in adult volunteers. Anesthesiology 1998 ; 88 : 1170-82.
8) 坪川恒久. プロポフォール静注症候群とは何ですか？ 内田　整編. 臨床の疑問に答える静脈麻酔 Q & A 99. 東京：羊土社；2015. p.104-6.

第5章 オピオイド

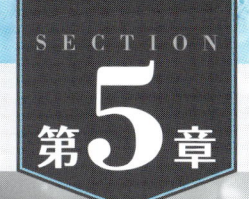

オピオイドとは

　全身麻酔中の鎮痛法の主役はオピオイドです。手術中使用されるのはレミフェンタニル、フェンタニル、モルヒネです。手術中の鎮痛には主としてレミフェンタニルが、手術終了時から術後の鎮痛にはフェンタニルかモルヒネが使用されます。

　レミフェンタニル、フェンタニル、モルヒネともに μ オピオイド受容体に作用します。共通の副作用として、呼吸抑制、悪心・嘔吐があります。

1 レミフェンタニル

A. 特　徴

　レミフェンタニルは血中および組織中の非特異的エステラーゼにより速やかに代謝されるのが特徴です。代謝産物は薬理活性をもちません。また、速やかに血液脳関門（blood-brain barrier：BBB）を通過、作用発現します。

　つまり、速やかに効いて、速やかに作用が消失するという夢のような薬です。この特徴は手術中の鎮痛薬として理想的です。注意点は、静脈ルートやポンプのトラブル、シリンジの付け替えに手間取ったりすると速やかに作用が消失してしまうことです。突然、血圧が上昇したり体動を起こす危険があります。また、手術終了時にはレミフェンタニル以外の方法で手術部位の鎮痛が得られていることも重要です。

　図1は、レミフェンタニル $1\,\mu\mathrm{g/kg}$ を単回投与したときの血中濃度（C1）

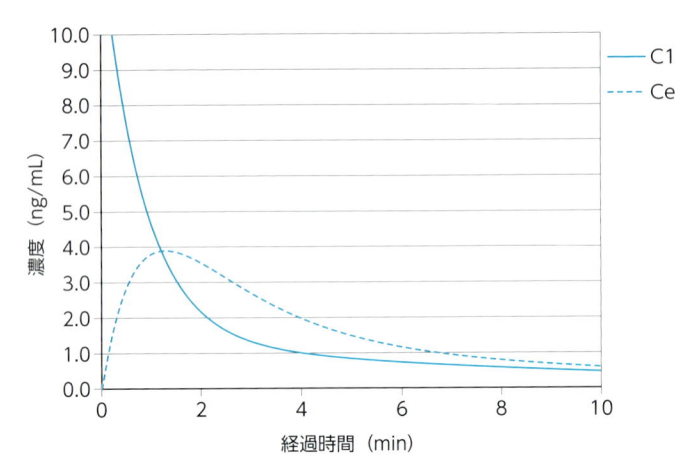

図1 レミフェンタニル 1 μg/kg を単回投与したときの血中濃度と効果部位濃度
C1：血中濃度，Ce：効果部位濃度
40歳，男性，身長170 cm，体重60 kg でのシミュレーション

と効果部位濃度（Ce）をシミュレーションしたものです。効果部位濃度は血中濃度の上昇に少し遅れて立ち上がり、最高になるのは約1.5分です。ピークに達した後は速やかに濃度が低下してしまいます。このため基本的には持続静注で使用する薬物です。

B. 麻酔導入時の使用法

レミフェンタニルの麻酔導入時の標準的な使用量は、0.5 μg/kg/min です。図2はこの投与でのシミュレーションです。

気管挿管時のレミフェンタニル効果部位濃度の目安は、6 ng/mL ですので5分程度でそのレベルまで上昇します。気管挿管後は速やかに投与速度を低下させないと、レミフェンタニル濃度はさらに上昇してしまいます。若年者では 0.25 μg/kg/min へ（図3）、高齢者ではこのタイミングで徐脈や血圧低下を来しますので、一時レミフェンタニルの投与を中止するか 0.1 μg/kg/min 程度まで低下させておきます。

導入時の合併症としては、徐脈、低血圧などがあります。もちろん併用するプロポフォールなどの麻酔導入薬の影響も考えないといけません。レミフェン

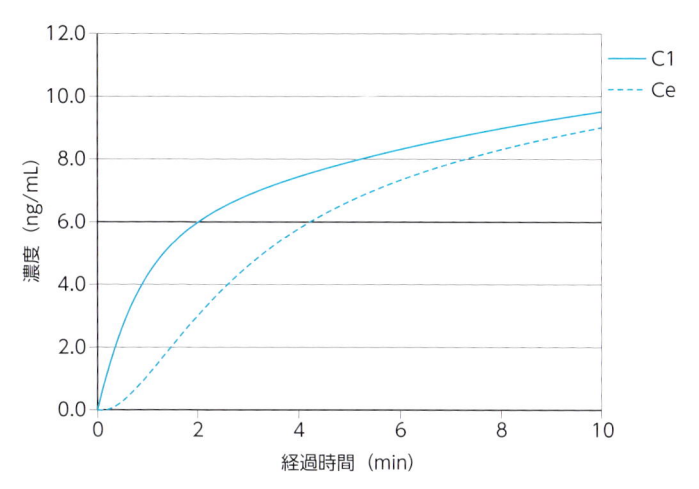

図2　レミフェンタニル 0.5 μg/kg/min 投与時のシミュレーション
C1：血中濃度，Ce：効果部位濃度

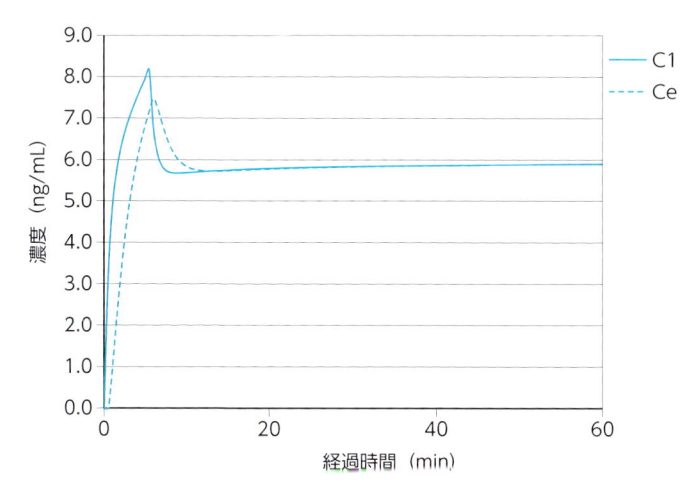

図3　レミフェンタニル 0.5 μg/kg/min で5分間，
　　その後 0.25 μg/kg/min 投与時のシミュレーション
C1：血中濃度，Ce：効果部位濃度

タニルによる血圧低下は主として血管拡張作用によるものです。麻酔導入前から輸液負荷を行うほか、フェニレフリンやエフェドリンなどの α 刺激薬、β 刺激薬を使用します。また、急速に濃度が上昇するため筋硬直が起こることがあります。患者の意識消失後は速やかに筋弛緩薬を投与します。筋硬直のため多少麻酔換気で抵抗を感じることがありますが、筋弛緩薬が効いてくれば大丈夫です。

C. 麻酔の維持時の投与量

　手術中の維持量は、0.25 μg/kg/min が標準です。もちろん手術侵襲や、患者の年齢により、適切なレミフェンタニル量は異なりますので適宜増減します。0.5 μg/kg/min を超える高用量が必要ならケタミンなど他の鎮痛薬の併用を考えた方がよいでしょう。

　持続投与時のおおまかな血中濃度（＝効果部位濃度）の目安は、0.25 μg/kg/min で 6 ng/mL、0.125 μg/kg/min で 3 ng/mL 程度になります。自発呼吸の消失は 2 ng/mL 程度なので、0.1 μg/kg/min 以下では自発呼吸が出現する可能性があります。血中濃度の目安はフェンタニルとほぼ同じです。フェンタニルでは手術中に高用量を用いると、手術終了後に自発呼吸が出現する濃度に下がるのに時間がかかるため、使用量に限界がありました。レミフェンタニルでは投与中止後の濃度低下が早いので、必要なだけの高濃度を用いることが可能です。

　高用量投与が可能であることは、患者の術中のストレス反応抑制に有用です。例えば、Myre ら[1]は、レミフェンタニルの High dose：0.39 μg/kg/min と Low dose：0.13 μg/kg/min にプロポフォールの組み合わせで、腹腔鏡下手術の際の、アドレナリンとノルアドレナリンの反応を比較し、High dose では術中のアドレナリンの反応が有意に抑制されたと報告しました。このような特性は手術中の血糖値の安定として実感することができます。

　次の図 4 は、投与速度を、0.25 μg/kg/min → 0.5 μg/kg/min → 0.25 μg/kg/min → 0.5 μg/kg/min と変化させたときのシミュレーションです。持続投与速度を変化させると約 15 分で新しい濃度で一定となります。思ったほど急激には変化しないことが分かります。急激に濃度を下げたいときは投与を中止（3 分で濃度は 1/2）します。逆に、急激に濃度を上げたいとき（脳外科のピ

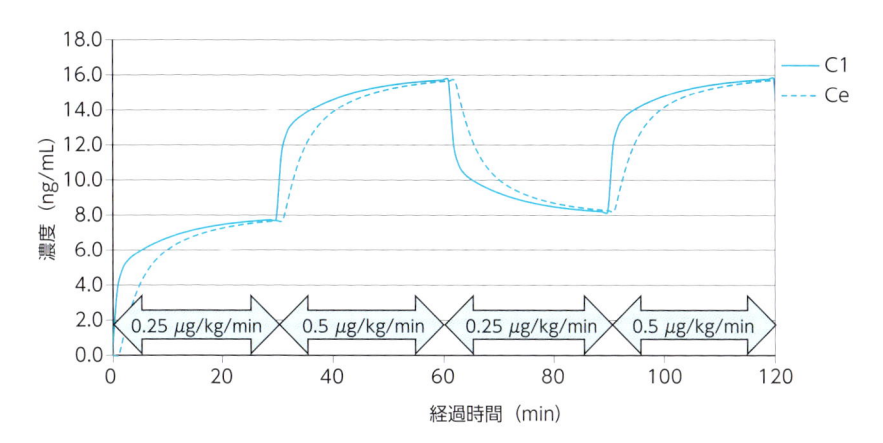

図 4　レミフェンタニル投与速度変化時のシミュレーション
0〜30 分：0.25 µg/kg/min，30〜60 分：0.5 µg/kg/min，60〜90 分：0.25 µg/kg/min，90〜120 分：0.5 µg/kg/min

ン固定など）は 1 µg/kg（体重 50 kg で 0.5 mL）をボーラス投与します。将来的には open TCI ポンプにより TCI 投与が可能となるとより使いやすくなるでしょう。

D. 覚　醒

　投与終了で知っておかなければならないのは context-sensitive half-time（CSHT）です。これは麻酔薬の覚醒に関する特性を評価するひとつの指標になります。
　レミフェンタニルの CSHT は投与時間によらず 3〜5 分、これが特徴です。レミフェンタニルを target control infusion（TCI）で目標血中濃度 5 ng/mL で 120 分投与し、その後、中止したシミュレーションです。CSHT とは維持濃度である 5 ng/mL の半分の 2.5 ng/mL になるまでの時間になるので約 3 分です（図 5）。
　フェンタニルの CSHT は投与時間が長くなるにつれ延長し、投与 120 分だと 60 分くらいです。これは欠点ではありますが、上手く投与できれば術後しばらくの間はフェンタニルの鎮痛効果が持続します。

(A) レミフェンタニル

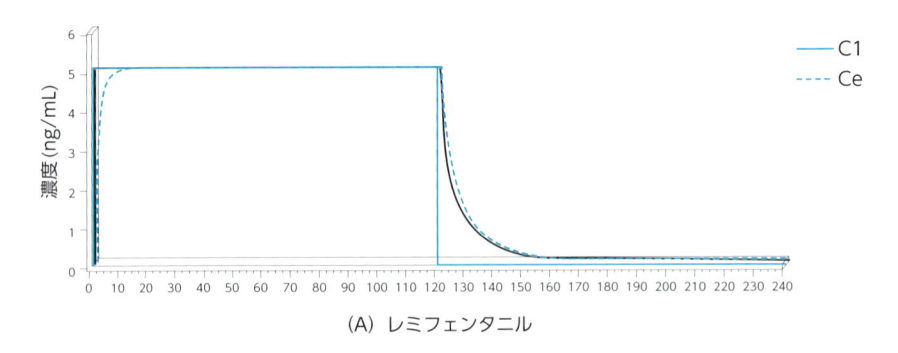

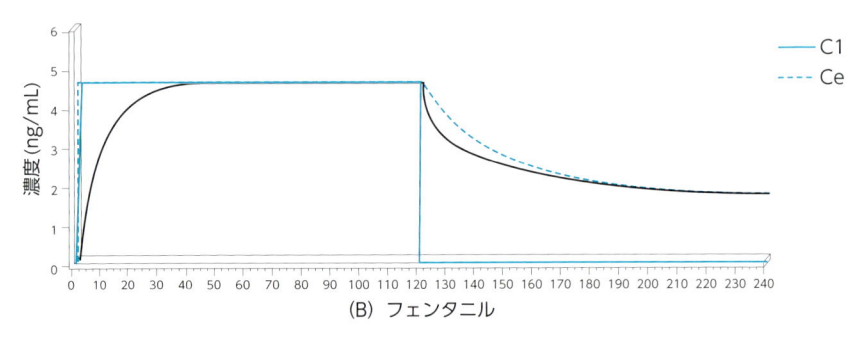

(B) フェンタニル

図5　レミフェンタニルとフェンタニルの CSHT

E. 術後疼痛対策

　このようにレミフェンタニルは極めて短時間で作用が切れるので手術が終了まで投与していても大丈夫ですが、そのかわり考えておかないといけないのは術後の疼痛対策です。

　よく言われるのが、transient（transitional）opioid の概念です。レミフェンタニルの効果消失前に中長時間作用性オピオイドを投与する方法です。例えば、モルヒネ 150 μg/kg を手術終了 40 分前に投与しますが、フェンタニルの場合は 2 μg/kg を終了 20 分前くらいに投与します。

　作用時間が短いのはほかにも良い点があります。麻薬の副作用として悪心・嘔吐がありますが、フェンタニルと比べて術後の悪心・嘔吐の頻度が少ないという報告があります[2]。

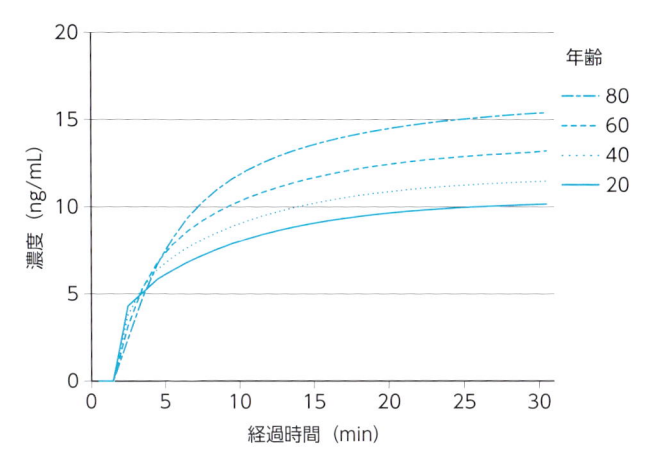

図6 0.5 μg/kg/min でレミフェンタニルを持続静注したときの効果部位濃度（年齢の影響）

F. 特殊な患者

　肝障害や腎障害患者では問題なく使用できます。
　高齢者での使用については、初期分布容量（V1）の減少、クリアランスの低下、中枢神経への移行速度の低下（t1/2 ke0）、有効血中濃度（EC50）の低下がみられます[3]。つまり、薬物動態の面からは、同じ投与量でも濃度が高くなり、しかも感受性の増大がみられます。このため、高齢者では投与量を減少させる必要があります。しかし、血液から中枢神経への移行速度は遅くなります。血中濃度の上昇は早くても、実際にレミフェンタニルの効果が出現するのには若年者よりも時間がかかるという可能性もあります。
　図6に同じ0.5 μg/kg/min でレミフェンタニルを持続静注したときの効果部位濃度の変化を示します。同じ投与量であっても高齢者になるほど濃度が上昇することが分かります。一方で投与開始後早期には、高齢者の効果部位濃度の上昇はやや遅れます。
　肥満患者では標準体重で補正して投与することが勧められています。このとき注意したいのはプロポフォールは実体重をもとに投与すべきということです[4]。

表1　レミフェンタニルの急性耐性

	レミフェンタニル投与速度	麻酔薬	手術	文献
＋	8 ng/mL（TCI）	プロポフォール	開腹術	Anesth Analg 2006；102：110
＋	0.3 µg/kg/min	デスフルラン	開腹術	Anesthesiology 2000；93：409
－	0.23 µg/kg/min	セボフルラン	婦人科開腹術	Br J Anaesth 2005；103：147
－	0.17 µg/kg/min	イソフルラン	開腹術	Anesthesiology 2005；102：398

G. 急性耐性と痛覚過敏の問題

オピオイド、特にµ受容体作動薬を大量に投与すると短時間に鎮痛効果が減弱（急性耐性）したり、逆に痛覚過敏を生じることが動物実験で報告されています。

急性耐性が実際の臨床で問題となるかについては結論は出ていません。しかし、これまでのオピオイドよりも高用量を用いるレミフェンタニルでは可能性がより高いといえます。

µ受容体への作用は鎮痛効果以外にも、プロテインカイネースC（PKC）を介して、N-メチル-D-アスパラギン（NMDA）受容体を活性化することで急性耐性や痛覚過敏を生じる可能性があります。通常動物実験では、侵襲のない状態で麻薬を投与しますが、実際の臨床では手術侵襲や併用する麻酔薬が影響します。

臨床におけるレミフェンタニルの急性耐性は、術後の患者自己調節鎮痛（patient-controlled analgesia：PCA）でのオピオイド使用量で検討されています。これまでの報告は相半ばというところです（表1）。しかし、投与速度に注目してみると、高用量を投与した研究では耐性ありとしている傾向がみられます。

同様に痛覚過敏について、Scmidtら[5]は眼科手術患者を対象にイソフルランとレミフェンタニルの高用量群（0.4 µg/kg/min）、あるいは低用量群（0.1 µg/kg/min）について手術前後の圧刺激に対する痛覚閾値を調べています。低用量群は手術前後で痛覚閾値は変化しませんでしたが、高用量群では手術後に痛覚閾値の低下がみられ、眼科手術のような低侵襲手術で必要以上の高用量を用いると痛覚過敏が誘導されることが示唆されました。

このようにレミフェンタニルは高用量を使えるのがメリットではありますが、手術中に必要以上に高用量を用いない配慮も必要です。

2 フェンタニル

A. 特　徴

フェンタニルは中時間作用性のオピオイドです。レミフェンタニルが使用できる現在、フェンタニルの使用目的は手術後半から術後の鎮痛が主です。静脈内投与以外に硬膜外投与、あるいはくも膜下投与が可能です（レミフェンタニルはグリシンを含むため硬膜外やくも膜下投与できない）。

B. 薬物動態

図7にフェンタニル2μg/kg静注後の血中濃度（Cl）と効果部位濃度（Ce）を示します。血中濃度は速やかにピークに達したのちに急激に低下しますが、効果部位濃度は、約4分でピークとなりその後緩徐に低下します。体重あたり1、2、3μg/kgをボーラス投与後の効果部位濃度のピークは、それぞれ1、2、3 ng/mL程度になるので目安にして下さい。

C. Context-sensitive half-time (CSHT) と decrement time

フェンタニルのCSHTは投与時間が2時間を過ぎると急速に延長します。Shaterら[6]は濃度が10、20、50%（＝CSHT）、60、70、80%低下する時間（decrement time）についてシミュレーションを行いました。10〜20% decrement timeでみればフェンタニルの投与時間が長くなっても、CSHTほど延長しません。

フェンタニルの効果部位濃度が1.0 ng/mL以上で鎮痛効果が得られ、2.0 ng/mL以上では呼吸抑制の危険が生じます。この濃度と効果の関係はレミ

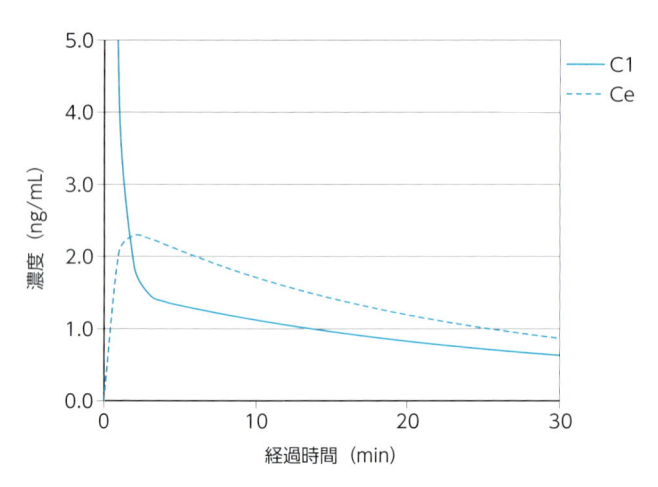

図7 フェンタニル 2 μg/kg 静注後の血中濃度（C1）と効果部位濃度（Ce）

フェンタニルとほぼ同じです。また両者の作用は効果部位濃度を単純に加算することができます。

D. 薬物動態に影響を与える因子

　静脈麻酔薬のシミュレーションは、あくまでも健康成人より得られた薬物動態パラメータを使用しているので体格や年齢の影響が問題となります。

　フェンタニルの肥満患者における薬物動態については Shibutani ら[7]により詳細に検討されています。正常体重患者と肥満患者について手術中および術後にわたりフェンタニルを持続静注し、動脈血中のフェンタニル濃度（Cpm）と Shafer らのモデルを使用して得られる予測血中濃度（Cp）を比較しました。体重が増加するに従って Cpm は Cp に対して低値となり、体重が 100 kg の患者では Cpm は Cp の 37% 減となりました。このことから、体重が 100 kg の患者では、83 kg を患者の投与量体重（PK mass）とするとフェンタニルの適切な投与量の指標となることが導かれました。肥満患者ではフェンタニルの投与量を少なめにする必要があります。

　年齢との関係では、高齢者でもフェンタニルの薬物動態は変わらないという報告が多いです。しかし、フェンタニルに対する感受性は亢進している可能性

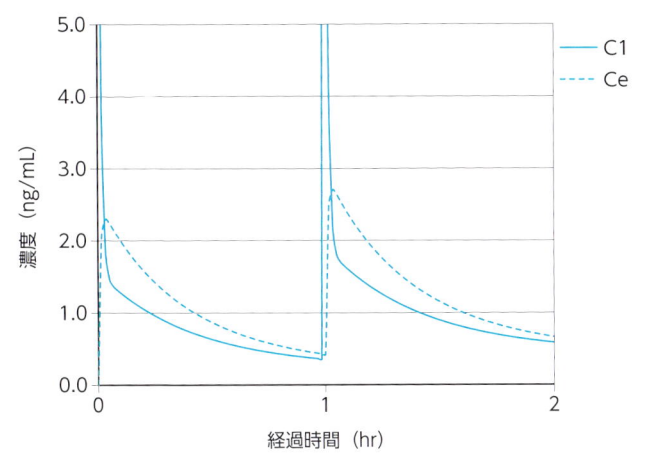

図8　フェンタニル2回投与時のシミュレーション
Cl：血中濃度，Ce：効果部位濃度

があり、低濃度でも呼吸抑制を起こす危険があります。

E. 臨床での使用法

　実際にフェンタニルを臨床で使用する際は、ボーラス投与の繰り返し、ボーラス投与＋持続静注、TCIの三種類の投与法が考えられます。手術中はボーラス投与、手術後は持続静注が一般的です。現在のフェンタニルの位置づけは主として術後鎮痛なので、この面からフェンタニルの使用を考えてみます。

　図8は初回2μg/kg投与し、60分後に再度2μg/kgを投与した場合のシミュレーションです。1回目よりも2回目の方がより長時間フェンタニル濃度が維持されています。1時間程度の短時間手術では執刀前に2μg/kg、終了前に再度2μg/kgの投与により最低限の鎮痛を得ることが可能です。体表面の手術など低侵襲の手術では手術中使用したフェンタニルの残存効果と非ステロイド性抗炎症薬（nonsteroidal anti-inflammatory drugs：NSAIDs）などの使用で十分です。

　出血傾向などの問題で硬膜外麻酔が施行できない開腹手術など侵襲の大きい手術では、フェンタニルの持続静注で良好な鎮痛を得ることができます。術後痛に対するフェンタニルの投与量は、効果部位濃度で0.6〜1.5 ng/mL程度を

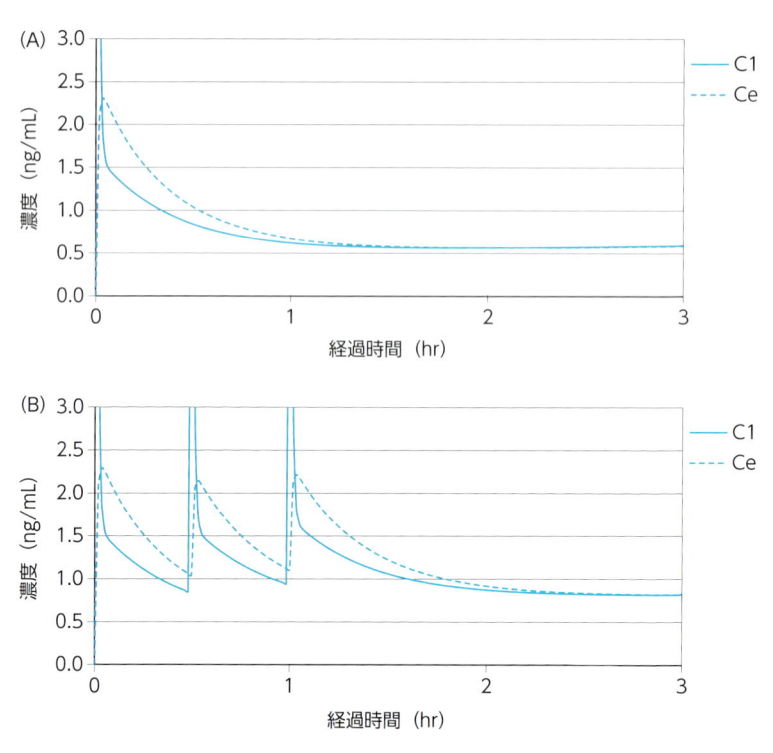

図9 フェンタニル持続静注（0.5 μg/kg/min）時の
血中濃度・効果部位濃度に及ぼすボーラス投与

目標とします。麻酔覚醒時の呼吸状態や鎮痛度をみて増減するとよいでしょう。術後の持続静注にスムーズに移行するには術中、ある程度の量のフェンタニルを投与しておく必要があります（図9）。

フェンタニル2 μg/kgをボーラス投与後、0.5 μg/kg/minで持続静注を開始しても濃度は徐々に低下していきます（図9-A）。一方、フェンタニルを2 μg/kgボーラス投与後、30分後と60分後に1 μg/kgを投与してから0.5 μg/kg/minで持続静注するとより高い濃度が得られます。

3 モルヒネ

A. 特徴

　モルヒネは、アヘンから精製して得られる天然アルカロイドです。周術期管理はもちろん、がん性疼痛に対してはさまざまな剤形が使用可能です。
　代謝産物のモルヒネ-6-グルクロニド（M6G）が鎮痛作用をもちます。M6Gは腎排泄であり腎不全患者への使用は注意が必要です。
　静脈内投与以外に、皮下投与や硬膜外投与、くも膜下投与が可能です。
　副作用としてヒスタミン遊離作用による血圧低下や瘙痒感があります。
　現在のモルヒネの周術期管理への使用は、手術中というよりは術後鎮痛が主たる用途になります。

B. 使用法

　坪川のシミュレーション[8]では体重 70 kg の患者にモルヒネ 10 mg を静脈内投与すると、モルヒネを M6G の効果部位濃度の合計が 20 ng/mL に達するのが 11 分、最大効果発現には 154 分が必要です。したがって、モルヒネを手術中に投与して術後に効果を期待するにはある程度の時間が必要になります。
　Muñoz ら[9]は、0.15 mg/kg のモルヒネ投与のタイミングと術後痛の関係を検討しました。手術終了 40 分以上前に投与された群は、それ以降の投与群と比べ鎮痛効果が優れていました。Fletcher ら[10]は手術終了 30 分前にモルヒネ 0.15 mg/kg あるいは 0.25 mg/kg を投与して鎮痛効果を比較しました。0.25 mg/kg では約 2% の患者に呼吸抑制が生じました。以上より、モルヒネは手術終了の少なくとも 40 分前に、0.15 mg/kg 程度を静脈内投与するとよいと考えられます。
　その後の鎮痛効果が必要であれば、上記の初期投与に引き続き iv-PCA で投与します。モルヒネの iv-PCA は持続投与なしで PCA 1 回量 1〜2 mg、ロックアウト時間 10 分程度が標準的です。

4 ケタミン

A. 特　徴

ケタミンは法律上は麻薬に分類されますがオピオイドではなく静脈麻酔薬です。しかし、大脳皮質を抑制する一方で大脳辺縁系は活性化します。中枢神経系での神経伝達物質であるグルタミン酸のNMDA受容体拮抗作用があります。

B. 使用法

レミフェンタニルの急性耐性にはNMDA受容体拮抗薬の投与が有用とされ、NMDA受容体拮抗作用のあるケタミンを併用するという試みがいくつかなされています[11]。

ケタミンについては、このほかにシバリングの予防効果[12]が報告されており、長時間高用量のレミフェンタニルを使用する際は併用効果が期待されます。投与量は手術執刀前に0.5 mg/kg程度使用し、その後手術時間により適宜追加します。ケタミンはBIS値を軽度上昇させるので注意が必要です。ある程度手術中に使用する麻酔薬濃度の目安がついてから投与するとよいでしょう。

【文　献】
1) Myre K, Raeder J, Rostrup M, et al. Catecholamine release during laparoscopic fundoplication with high and low doses of remifentanil. Acta Anaesthesiol Scand 2003；47：267–73.
2) Rama-Maceiras P, Ferreira TA, Molíns N, et al. Less postoperative nausea and vomiting after propofol + remifentanil versus propofol + fentanyl anaesthesia during plastic surgery. Acta Anaesthesiol Scand 2005；49：305–11.
3) Minto CF, Schnider TW, Shafer SL. Pharmacokinetics and pharmacody-

namics of remifentanil. Ⅱ. Model application. Anesthesiology 1997 ; 86 : 24-33.
4) 小原伸樹. 肥満患者の場合，ポンプへの体重設定はどの数値を使えばよいですか？ 内田 整編. 臨床の疑問に答える静脈麻酔 Q&A 99. 東京：羊土社；2015. p.140-1.
5) Schmidt S, Bethge C, Förster MH, et al. Enhanced postoperative sensitivity to painful pressure stimulation after intraoperative high dose remifentanil in patients without significant surgical site pain. Clin J Pain 2007 ; 23 : 605-11.
6) Youngs EJ, Shafer SL. Pharmacokinetic parameters relevant to recovery from opioid. Anesthesiology 81 ; 1994 : 833-42.
7) Shibutani K, Inchiosa MA Jr, Sawada K, et al. Accuracy of pharmacokinetic models for predicting plasma fentanyl concentrations in leas and obese surgical patients : derivation of dosing weight ("pharmacokinetic mass"). Anesthesiology 2004 ; 101 : 603-13.
8) 坪川恒久. Transitional opioid を使いこなそう！ 術後鎮痛の特徴と選択方法. LiSA 2007 ; 14 : 864-9.
9) Muñoz HR, Guerrero ME, Brandes V, et al. Effect of timing of morphine administration during remifentanil based anaesthesia on early recovery from anaesthesia and postoperative pain. Br J Anaesth 2002 ; 88 : 814-8.
10) Fletcher D, Pinaud M, Scherpereel P, et al. The efficacy of intravenous 0.15 versus 0.25 mg/kg intraoperative morphine for immediate postoperative analgesia after remifentanil-based anesthesia for major surgery. Anesth Analg 2000 ; 90 : 666-71.
11) Choi E, Lee H, Park HS, et al. Effect of intraoperative infusion of ketamine on remifentanil-induced hyperalgesia. Korean J Anesthesiol 2015 ; 68 : 476-80.
12) Song Y-K, Lee C, Seo D-H, et al. Interaction between postoperative shivering and hyperalgesia caused by high-dose remifentanil. Korean J Anesthesiol 2014 ; 66 : 44-51.

第6章 区域麻酔

区域麻酔とは

　区域麻酔とは局所麻酔薬を神経に作用させて、目的とする部位の鎮痛を得る方法です。脊柱管内で局所麻酔薬を作用させる脊髄くも膜下麻酔と硬膜外麻酔、より末梢で単独の神経に局所麻酔薬を作用させる末梢神経ブロック、さらに局所に投与する局所浸潤麻酔に分けることができます（図1）。単独でも小手術の麻酔が可能ですが、ここでは全身麻酔の鎮痛法のひとつとしての区域麻酔について解説します。この目的で使用されるのは硬膜外麻酔、末梢神経ブロックと局所浸潤麻酔があります。

全身麻酔に区域麻酔を併用する意義

　全身麻酔になぜ区域麻酔を併用する必要があるのでしょうか？
　まず、区域麻酔は強力な鎮痛法であるということです。オピオイドも強力な鎮痛薬ですが、呼吸抑制や悪心・嘔吐などの副作用があります。区域麻酔ではこのような副作用はありません。一方で、区域麻酔は鎮痛範囲が限られていますので必ずしも手術に必要な領域すべてをカバーできない場合があります。硬膜外麻酔では血圧低下、末梢神経ブロックでは運動神経麻痺といった副作用がありますので、区域麻酔だけでなくオピオイドの全身投与もうまく使って質の高い鎮痛を得る必要があります。
　質の高い鎮痛により良好な術後鎮痛を得られるだけでなく、慢性痛への移行を抑制したり、周術期のストレス反応を抑制して術後の合併症を減らす効果が期待できます。近年注目されているのはがん患者の麻酔管理に関するものです。オピオイドには免疫抑制作用があります。周術期管理に区域麻酔を積極的に使用することでオピオイドの使用量を減らし、がんの根治術後の再発率を減少させる効果が期待されています[1]（➡癌手術と区域麻酔．周術期管理の謎22．克誠堂出版；2015．を参照）。

図1　区域麻酔の分類

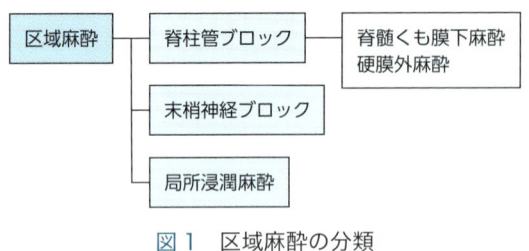

1 局所麻酔薬

区域麻酔には局所麻酔薬を使用します。まず局所麻酔薬について理解しましょう。

A. 作用機序

局所麻酔薬は神経軸索の細胞膜の内側から電位依存性ナトリウム（Na）チャネルに作用することにより、Naイオンの透過を妨げ、神経の活動電位を抑制することで末梢神経の伝導を抑制します（図2）。細胞膜を通過するのは局所麻酔薬の非イオン型で、細胞膜を通過した後は細胞内でイオン型になりNaチャネルに結合します。一方、一部は細胞膜の中から直接チャネルに作用します。

B. 構造と作用に影響を与える因子

局所麻酔薬は、ベンゼン環、中間鎖、アミンの3つの部分から構成されます（図3）。中間鎖の部分にエステル結合が含まれているものをエステル型局所麻酔薬、アミド結合が含まれているものをアミド型局所麻酔薬といいます。現在使用されている、リドカイン、メピバカイン、ブピバカインはすべてアミド型で、エステル型はテトラカインのみです。

アミンとは、アンモニアの水素原子を炭化水素基（R）で置換された化合物

$R\equiv N$(非イオン型) $\Leftrightarrow$ $R\equiv NH^+$(イオン型)

$R\equiv N \Leftrightarrow R\equiv NH^+$

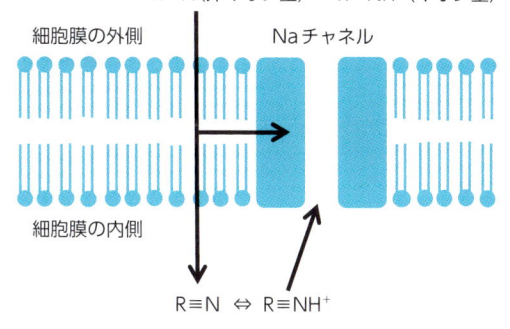

図2 局所麻酔薬の作用部位
局所麻酔薬は細胞膜を通過して，細胞内から電位依存性Naチャネルを抑制する．

（ベンゼン環）　（中間鎖）　（アミン）

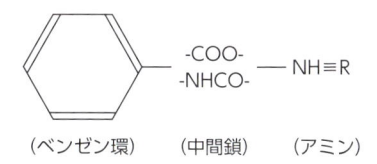

図3 局所麻酔薬の構造
局所麻酔薬は，ベンゼン環，中間鎖，アミンの3つの部分から構成される．

$$R\equiv N+H^+ \Leftrightarrow R\equiv NH^+$$

$$pH = pKa + \log\frac{（非イオン型）}{（イオン型）}$$

図4 Henderson-Hasselbalchの式

のことです。局所麻酔薬は第3級アミン構造（$R\equiv NH$、非イオン型）を有しており、水溶液中では一部乖離して第4級アミン（$R\equiv NH^+$、イオン型）となります（図4）。

　局所麻酔薬の乖離の程度は、局所麻酔薬に固有の乖離定数（pKa）と水溶液のpHにより決定されます。pKaの値は、イオン型と非イオン型の局所麻酔薬が50％ずつ存在するときのpHになります。同じpHではpKaが低いほど非イオン型の比率が多くなります。リドカインのpKaは7.9であり、pH 7.4で

表1　局所麻酔薬の特徴

局所麻酔薬		分子量	脂溶性	タンパク結合率(%)	pKa(25℃)	pH 7.4での非イオン型の割合	作用発現	持続時間
エステル型	テトラカイン	264	5822	76	8.5	14	遅い	長い
アミド型	リドカイン	234	336	64	7.9	25	早い	中等度
	メピバカイン	246	130	78	7.6	39	早い	中等度
	ブピバカイン	288	3420	96	8.1	15	やや遅い	長い
	ロピバカイン	275	775	94	8.1	15	やや遅い	長い

(長谷一郎．局所麻酔薬の構造と代謝．浅田　章，西川精宣編．局所麻酔薬中毒・アレルギー．東京：克誠堂出版；2008．p.70-81 より引用)

は25%が非イオン型として存在します。一方、pKaが8.1のロピバカインはpH 7.4では非オン型として存在するのは15%です。非イオン型の多いリドカインの方が作用発現が早くなります。つまり、pKaが小さいほど作用発現が早いと理解しましょう。

　局所麻酔薬にメイロン®を添加するとpHが上昇し非イオン型の比率が増加し作用発現が早くなります。逆に炎症部位では組織が酸性であるため局所麻酔薬の効果が不良となります。

　このほかに、局所麻酔薬の作用に影響を与える因子として、分子量、脂溶性、タンパク結合率、光学異性体があります（表1）。

　分子量の小さい局所麻酔薬ほどNaチャネルに結合している時間が短く、作用時間が短くなります。脂溶性が高いほど細胞膜を透過しやすくなり、麻酔力価が高くなり、作用持続時間が延長します。

　タンパク結合率が高い局所麻酔薬は、Naチャネルに結合している時間が長くなり、作用持続時間が長くなります。

　短時間作用性の局所麻酔薬であるリドカインと長時間作用性のロピバカインを比較してみましょう。分子量はリドカインが234、ロピバカインが275でロピバカインが大きく、作用持続時間が長いことが分かります。タンパク結合率も同様にリドカインよりもロピバカインが高くなっています。また、脂溶性がロピバカインの方が高いことから、標準的に使用される濃度はロピバカインが低いことも理解できます。

C. 光学異性体

　局所麻酔薬を使用するうえでもうひとつ重要なのは光学異性体の存在です。光学異性体とは分子を構成する原子の組成および結合状態は同一ですが、立体構造が異なる状態をいいます。メピバカイン、ブピバカイン、ロピバカインには光学異性体が存在します。従来の局所麻酔薬はR体（右旋性）とS体（左旋性）を等量含んだラセミ体として使用されてきました。しかし、光学異性体の間で麻酔の効果や心毒性に差があることが分かってきました。ロピバカイン製剤であるアナペイン®は、局所麻酔作用が強く心血管系への作用が少ないS体のみを製剤化し安全性を高めています。同様に、S体のブピバカインのみを製剤化したものが塩酸レボブピバカイン（ポプスカイン®）です。ラセミ体のブピバカイン製剤（マーカイン®）と比べ局所麻酔薬としての効力は同等ですが、心毒性は弱くより安全に使用できます。

D. 局所麻酔薬中毒

　局所麻酔薬中毒は、局所麻酔薬の血中濃度が上昇して起こる反応です。局所麻酔薬が直接血管内に注入された場合は急激に症状が出現します。局所麻酔薬の血中濃度の上昇により、まず中枢神経症状が起こります。舌や口のしびれ感から眩暈、ふらつき、その後興奮から全身の痙攣を生じます。腕神経叢ブロックの斜角筋間アプローチや星状神経節ブロックなどで総頸動脈や椎骨動脈に局所麻酔薬を直接注入した場合は、中枢神経の濃度が急激に上昇し直後に痙攣を起こします。中枢神経症状が出た場合、酸素投与、必要があれば呼吸補助、心電図モニターを行いながらジアゼパムを投与（5〜10 mg）します。さらに高濃度になると循環虚脱を起こします。循環虚脱を生じる血中濃度は痙攣を起こす濃度の2〜4倍であり、心停止に至ることもあります。

　局所麻酔薬中毒に対して注目されている治療は、脂肪製剤投与（lipid resque）です（➡局所麻酔薬中毒に脂肪乳剤はなぜ効くのか？ 周術期管理の謎22．克誠堂出版；2015．参照）。血管内に投与された脂肪乳剤に血漿中の局所麻酔薬が取り込まれ、局所麻酔薬の血中濃度が低下すると、心筋や中枢神経からの局所麻酔薬の洗い出しが促進されるとする lipid sink 説が機序として考えら

れています。アメリカ区域麻酔学会(American Society of Regional Anesthesia and Pain Medicine:ASRA)は局所麻酔薬中毒の治療に関するチェックリストを発表しています(表2)[2]。この中でポイントは脂肪乳剤の投与と、心停止時のアドレナリン使用量の減量です。

脂肪乳剤(20%)は 1.5 mL/kg を1分以上かけて投与後、0.25 mL/kg/min で持続投与します。循環虚脱が継続する場合は、ボーラス投与を2回まで追加することが可能です。アドレナリンの投与量は 1 μg/kg 未満に減量する必要があります。以前は心停止に至ってから脂肪乳剤を投与するケースが多かったですが、近年は軽度の中枢神経症状が出現した段階で脂肪乳剤を使用されるようになってきました。このため手術室内に脂肪乳剤を常備しておく必要があります。

2 硬膜外麻酔

▶▶▶ 硬膜外麻酔とは
硬膜外腔に局所麻酔薬を投与することにより鎮痛を得る方法です。穿刺部位により頸部、胸部、腰部、仙骨硬膜外麻酔に分類されます。
手術中の鎮痛のほか、カテーテルを留置して術後鎮痛に使用します。

A. 適 応

頭部、顔面以外のあらゆる手術に利用することができます。単回の局所麻酔薬注入だけでなく、硬膜外腔にカテーテルを留置すると局所麻酔薬の作用時間に依存せずに長時間の鎮痛が可能となります。現在の硬膜外麻酔の使用は単独の麻酔よりは全身麻酔に併用して、手術中から術後の疼痛管理に用いられることが主です。

現在、下肢の手術に対しては末梢神経ブロックが使用されることが多いので、硬膜外麻酔の適応としては、広範な開腹手術あるいは開胸手術が主です。

表2 局所麻酔薬中毒時の対応チェックリスト

- □助けを呼ぶ
- □初期の重点
    - □気道を確保し，100％酸素で換気する
    - □痙攣を抑える：ベンゾジアゼピンを使用．循環不安定な症例ではプロポフォールは避ける
    - □人工心肺使用可能な近くの施設に連絡する
- □不整脈の管理
    - □必要に応じて一次救命処置（basic life support）および二次救命処置（advanced cardiac life support）を行う
    - □バソプレシン，カルシウム拮抗薬，β遮断薬，局所麻酔薬（リドカイン，プロカインアミド）は避ける
    - □アドレナリンの投与を 1 μg/kg 未満に減量する
- □20％脂肪乳剤の静脈内投与（70 kg の患者が基準）
    - □1.5 mL/kg（除脂肪体重換算）を 1 分以上かけて初回ボーラス投与
    - □0.25 mL/kg/min で持続投与する（18 mL/min まで）
    - □循環虚脱が継続する場合，再度ボーラス投与を 2 回まで
    - □血圧低値が続く場合は持続投与量を 2 倍にして 0.5 mL/kg/min に増量する
    - □循環安定が得られた後も少なくとも 10 分間は持続投与を継続
    - □最初の 30 分で 10 mL/kg を超えないようにする

(American Society of Regional Anesthesia and Pain Medicine. Check list for treatment of local anesthetic systemic toxicity より翻訳)

表3 手術前の抗凝固・抗血小板療法と硬膜外麻酔・脊髄くも膜下麻酔

薬 品	穿刺の制限
アスピリン（バイアスピリン®）	制限なし
チクロピジン（パナルジン®）	14日以上休薬
クロピドグレル（プラビックス®）	7日以上休薬
ワルファリン	4〜5日休薬しPT-INRが正常範囲であれば可能
未分画ヘパリン	5000単位1日2回投与であれば制限なし (4日以上投与されていれば血小板数を確認)
低分子ヘパリン	最後の投与から10〜12時間後に穿刺

表4 硬膜外麻酔・脊髄くも膜下麻酔と手術前検査

	実施可能
プロトロンビン時間	70%以上（INR<1.1）
APTT	正常上限まで（40秒以下）
血小板数	8万/μL以上
出血時間	6分未満
ACT	150秒以下

　小開腹の腹腔鏡手術は腹横筋膜面ブロックや腹直筋鞘ブロックとオピオイドや非ステロイド性抗炎症薬（nonsteroidal anti-inflammatory drugs：NSAIDs）によるmultimodal analgesiaで対応することが多くなってきました。同様に開胸手術でも、傍脊椎ブロックは硬膜外麻酔と同等の鎮痛効果がありながら合併症が少ないことからより優れた鎮痛法といえます。周術期に抗凝固療法を行う必要のある患者が増えてきたことと併せて、硬膜外麻酔の適応となる患者は減少しつつあります（表3、4）。

B. 手技の実際

1 穿刺法

　硬膜外穿刺に必要な器具として、穿刺針とカテーテルがあります。穿刺針としてはTuohy針がよく用いられます。先端が曲がっておりカテーテルの留置に適しているとともに硬膜穿刺の確率を低くします。成人用は16〜18Gが用

表5 手術部位別硬膜外麻酔での目標麻酔域

手術部位	穿刺部位	目標麻酔域
胃	T8～10	T1～L2
腎臓・上部尿道	T9～11	T4～L3
大腸	T10～L1	T4～S4
下行結腸・直腸	L2～3	T6～S4
腹式子宮全摘	L2～3	T4～S5
腹式帝王切開	L2～3	T6～S5
膀胱	L2～3	T6～S5
下肢	L2～3	T10～S5

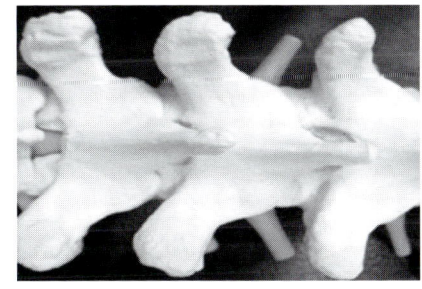

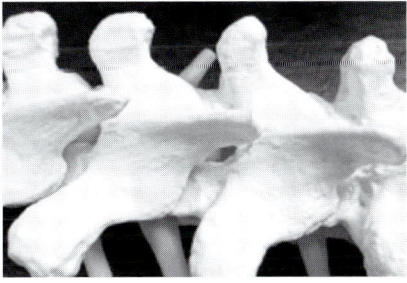

(A) 中位胸椎（正中）　　　(B) 中位胸椎（斜位）

図5　中位胸椎の構造

中位胸椎は棘突起が斜めに重なっており、正中からは硬膜外腔を直視することはできない．やや斜位から見ると硬膜外腔を直視できる．
（森本康裕．超音波ガイド下末梢神経ブロック時代の胸部硬膜外麻酔．森本康裕編．麻酔科医のための知っておきたいワザ22．東京：克誠堂出版；2014．p.59-66より引用）

いられます．

　穿刺部位は予定されている手術に関与する切開創部の皮膚知覚の神経支配（表5）と臓器の神経支配を考慮します．術後鎮痛が主であれば創部の皮膚知覚の神経支配を重視して決定します．硬膜外麻酔の穿刺には、正中法と傍正中法があります．腰部では正中法が基本ですが、胸部では傍正中法が選択されることが多くなります（図5）（➡超音波ガイド下末梢神経ブロック時代の胸部硬膜外麻酔．麻酔科医のための知っておきたいワザ22．克誠堂出版；2014．参照）．

ⓑ テストドーズ

　Tuohy針から局所麻酔薬を注入するとき、あるいは、カテーテルを留置した後はまず少量の局所麻酔薬を試験的に注入します。これがテストドーズです。テストドーズの目的はカテーテルがくも膜下腔あるいは血管内に入っていないことを確認することです。注入前には吸引して脳脊髄液や血液の逆流がないことを確認しますが、逆流がないからといってカテーテルがくも膜下や血管内に入っていないとはいいきれません。カテーテルが誤ってくも膜下腔に入っていた場合は、広範囲のブロックになり危険です。血管内への局所麻酔薬の注入は麻酔効果が発現しないだけでなく、局所麻酔薬中毒の危険があります。

　テストドーズにはアドレナリン入りの1.5〜2%リドカインを用いるのが基本です。2分以内に心拍数が20 bpm以上増加し血圧が上昇すれば血管内留置を疑うべきです。くも膜下への注入の場合は速やかに感覚および運動麻痺が現れることで判断できます。

C. 使用する麻酔薬

　手術中の鎮痛には、メピバカインやリドカイン（1〜2%）のような短時間作用性の局所麻酔薬を主に使用します。作用持続時間は約1時間です。鎮痛のみであれば1%で十分ですが、十分な筋弛緩作用を得るには2%程度が必要です。

　術後鎮痛には長時間作用性のロピバカインかレボブピバカインが主流です。どちらも0.1〜0.2%の濃度で、1時間に4〜6 mL/hrで持続投与されます。手術中から持続投与を開始するのもひとつの方法です。

　局所麻酔薬のほか、オピオイドを投与することができます。主として手術後の硬膜外鎮痛に局所麻酔薬と併用されます（表6）。

　モルヒネは親水性であり硬膜からくも膜下腔への移行が遅く、頭側へと拡散します。硬膜外腔へ投与したときの効果の発現は40分後と遅いですが、効果の持続は12〜20時間と長いのが特徴です。硬膜外投与量は全身投与の約1/5〜1/10と少量です。

　フェンタニルは脂溶性であり硬膜外腔から速やかにくも膜下腔へ入ります。また、静脈から吸収されて全身循環へ入ります。投与後約5分で鎮痛効果が

表6 硬膜外投与時のモルヒネとフェンタニルの違い

		モルヒネ	フェンタニル
鎮痛効果	発現	遅い（30～60分）	早い（5～10分）
	持続	長い（12～20時間）	短い（2～4時間）
	範囲	広い	狭い
副作用	呼吸抑制	早発と遅発	早発
	悪心・嘔吐	多い	多い
	瘙痒	多い	多い
硬膜外1回投与量（mg）		1～4	0.05～0.1
硬膜外持続用量		2～5 mg/day	0.25～0.5 μg/kg/hr

発現しますが、持続は約2時間と短いです。硬膜外投与量は全身投与時とほぼ同じです。

D. 合併症

　血圧低下は程度の差はありますがほぼ起こります。輸液負荷により対応します。

　偶発的硬膜穿刺は1％程度の頻度で起こりえます。手術後に脊髄くも膜下麻酔後頭痛の発生が懸念されるので経過に注意します。カテーテルをくも膜下に留置した場合、気づかずに予定量の局所麻酔薬を投与すると広範囲の麻酔や、全脊髄麻酔になる可能があります。穿刺時だけでなく、カテーテルの留置中に起こることもあるので持続硬膜外鎮痛中は常に注意が必要です。局所麻酔薬中毒は術後鎮痛目的ではまれですが、カテーテルが血管内に留置されれば起こる可能性があります。

　硬膜外血腫、膿瘍：脊髄や、神経根が圧迫されて神経障害を起こします。穿刺時だけでなく、カテーテル抜去時にも起こりえます。

3 末梢神経ブロック

> ▶▶▶ 末梢神経ブロックとは
> 　末梢神経の周囲、あるいは神経の存在するコンパートメントに局所麻酔薬を投与して神経の支配領域の鎮痛を得る方法です。近年の超音波装置の進歩により超音波ガイド下に施行できるようになり、より安全で確実に施行できるようになり急速に普及しました。効果は限局的で麻酔範囲を必要最低限の領域にとどめることができます。自律神経に大きな影響を与えないので血圧低下や徐脈などの循環系への作用が少ないのもメリットです。

A. 目 的

　神経ブロックの目的は2つあります。ひとつは単独の麻酔法として、もうひとつは全身麻酔と併用して術後鎮痛に使用する場合です。目的により使用するブロックの選択や使用する局所麻酔薬の種類と濃度を考える必要があります。術後鎮痛が目的の場合は、長時間作用の局所麻酔薬を使用します。より長期間の鎮痛が必要な場合はカテーテルを留置して持続ブロックとすることもあります。

B. 超音波ガイド下末梢神経ブロックの基本

　浅部のブロックの際は高周波数のリニアプローブを用います。高周波数を用いるほど分解能が高いためです。一方で高周波数では深部までは超音波が届かなくなります。深部のブロックではより低周波数で広範囲の描出が可能なコンベクスプローブを用います。目標に応じて、プローブと周波数を切り替える必要があります（図6）。
　神経は末梢では高エコー性、より近位では低エコー性となります。通常は、

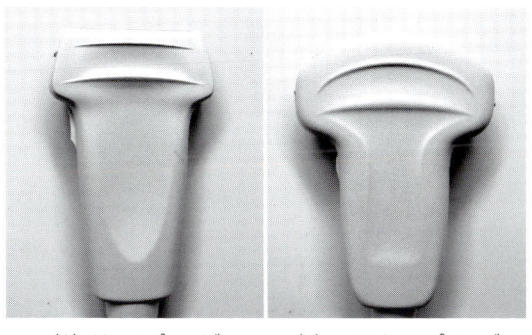

(A) リニアプローブ　　(B) コンベクスプローブ

図6　超音波装置のプローブ

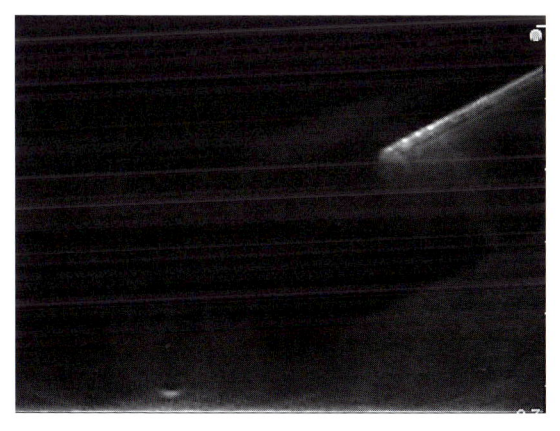

図7　神経ブロック針の見え方
ブロック針の先端は超音波反射性が高められている．
（ソノレクトニードル．八光社）

　神経の外周を包む神経外膜と、その内側の神経束周囲の神経周膜が高エコー性に、その他の間質液と結合組織が低エコー性となるため、蜂の巣状（honey-comb-like）と表現されます。

　超音波ガイド下穿刺でも神経刺激装置を用いることでより確実なブロックが可能です。神経を探すときは1～2 mA、神経周囲に到達したら0.5 mAで刺激します。神経刺激時には絶縁神経ブロック針を用います。ブロック針の先端の超音波反射性を高めたものが各種販売されています（図7）。

C. 術前、術後管理

　手術前のチェックポイントは、①局所麻酔薬に対するアレルギーの既往の確認、②抗凝固薬の使用、凝固機能異常、血小板減少の有無の確認、③穿刺部位の感染の有無を確認します。患者に対しては、神経ブロックを行う意義、手技の流れ、術後のしびれ感や運動神経麻痺について説明します。ブロックの効果は一時的であることを説明しておくことも重要です。

D. 穿刺の実際

　ブロック施行時には、術者、プローブと針さらに超音波装置が一直線上に並ぶことが理想的です。ブロックは通常覚醒下あるいは、少量のフェンタニルあるいはミダゾラムによる軽い鎮静下に行い、放散痛などの患者の症状を確認できるようにしておきます（➡ 全身麻酔下に神経ブロックを実施してもよいのか？ 周術期管理の謎 22．克誠堂出版；2015．参照）。腹横筋膜面ブロックなどのコンパートメントに注入するブロックでは全身麻酔下に施行可能です。

　本穿刺時には超音波画像上針が確認できなければ針を進めないようにします。針を目標の部位まで誘導したらまず少量の局所麻酔薬を投与して目的の部位に広がるのを確認後予定量を注入していきます。局所麻酔薬の広がりを見ながら針の位置を微調整する必要もあります。

E. 局所麻酔薬の選択

　局所麻酔薬は、手術中のみの効果でよければ短時間作用性のメピバカインかリドカインを使用します。手術後まで長時間の効果を期待するのであればロピバカインかレボブピバカインを使用します。メピバカインとリドカインは 1～2% を、ロピバカインは 0.2～0.375% を、レボブピバカインは 0.125～0.25% を使用します。高濃度を使用すれば作用時間が長くなりますが、運動神経の麻痺時間が長くなります。低濃度を使用すれば感覚神経のみのブロックも可能ですが、作用持続時間が短くなります。ロピバカイン、レボブピバカインともに最大投与量は 3 mg/kg で、この量を超えると局所麻酔薬中毒のリスクが高く

なります。手術の内容やブロックする神経によって濃度と投与量を調節します。

F. 合併症

神経ブロックの合併症のうち最も注意が必要なのは局所麻酔薬中毒です。
局所麻酔薬中毒発症時の対応チェックリスト（表2）を各手術室に常備しておきます。

4 末梢神経ブロック各論

A. 上肢のブロック

上肢から肩の手術では腕神経叢ブロックの良い適応となります。腕神経叢ブロックには斜角筋間アプローチ、鎖骨上・鎖骨下アプローチ、腋窩アプローチがあり、それぞれブロックされる範囲が異なり症例によって使い分けます。

❶ 斜角筋間アプローチ

斜角筋間アプローチは腕神経叢ブロックの中で最も中枢で行うアプローチであり、腕神経叢以外に鎖骨上神経など頸神経叢由来の神経もブロックされます（図8）。したがって、鎖骨遠位から肩関節さらに上腕骨の手術が適応となります。合併症として同側の横隔神経ブロックは必発であるので、肺機能低下のある患者では注意が必要です。肩関節手術に用いる場合はC5とC6の神経根の間に針を刺入して、C5とC6の神経根ブロックという考えで行うことで肩関節の十分な鎮痛を得ながら、上肢の運動麻痺を最小限にすることが可能です。

〈ブロックの実際〉
患者を側臥位あるいは半側臥位とします。まず、前斜角筋と中斜角筋の間に2〜3の神経根あるいは上神経幹と中神経幹を同定し、穿刺は外側から平行法でアプローチして神経近傍の斜角筋間に局所麻酔薬を投与

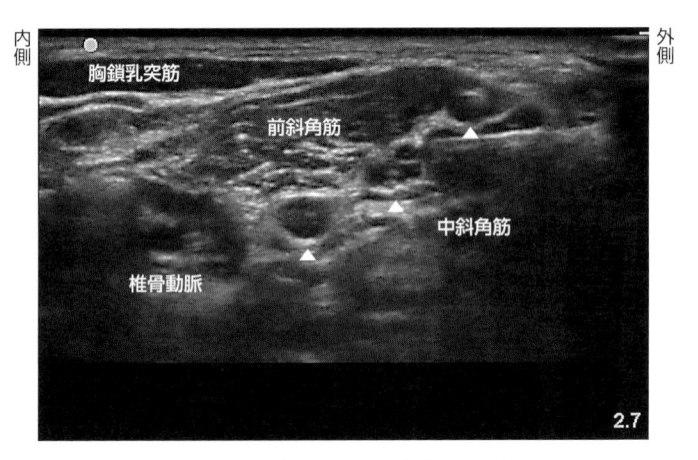

図8　腕神経叢ブロック：斜角筋間アプローチ
△：腕神経叢

します。

❷ 鎖骨上アプローチ

　鎖骨上アプローチは腕神経叢が第1肋骨と鎖骨下動脈にはさまれた部位でブロックする方法で、上肢手術全般が適応になります（図9）。鎖骨下動脈の誤穿刺、気胸に注意が必要です。

　〈ブロックの実際〉

　　　患者の体位は半側臥位とし、肩を下げて上肢を体側に付けます。プローブを鎖骨に沿って当ててまず鎖骨下動脈を同定します。動脈の下に第1肋骨、動脈の外側上方に腕神経叢が存在します。腕神経叢周囲に肩甲上動脈などの動脈が存在することがあるのでカラードプラーで刺入ライン上に動脈がないことを確認するのも重要です。穿刺は平行法で外側からアプローチし、まず腕神経叢の下方から次に上方に針を進めて局所麻酔薬を投与します。

❸ 腋窩アプローチ

　腋窩アプローチは、腋窩部で橈骨、尺骨、正中、筋皮の4神経をブロックする方法です（図10）。適応は肘から末梢の手術に限られます。また、腋窩より末梢でそれぞれの末梢神経を単独でブロックすることもできます。

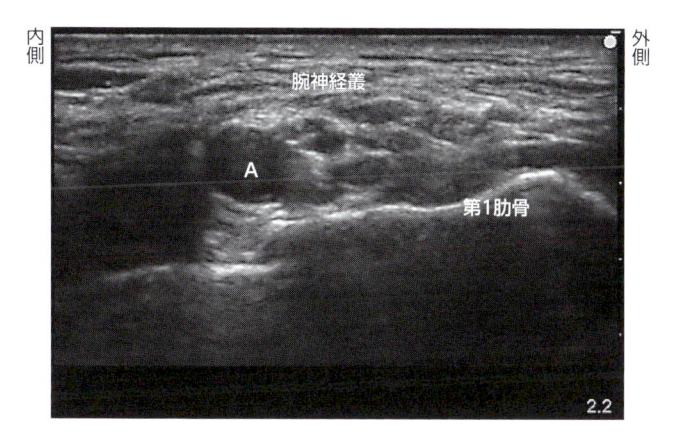

図9 腕神経叢ブロック:鎖骨上アプローチ
A:鎖骨下動脈

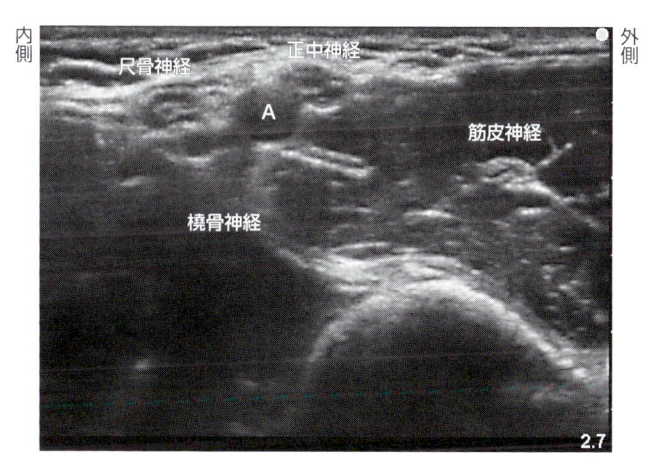

図10 腕神経叢ブロック:腋窩アプローチ
A:腋窩動脈

〈ブロックの実際〉

仰臥位で上肢を 90°外転させます。

腋窩部で腋窩動脈の周囲に正中、橈骨、尺骨、筋皮神経を同定します。それぞれ腋窩動脈の背側、内側、外側に存在することが多いです。正中神経は肘部までは腋窩〜上腕動脈に伴走します。尺骨神経は腋窩より末梢では尺側に離れていきます。橈骨神経は腋窩より末梢ではさらに深部へと移動します。

穿刺は平行法で外側よりアプローチします。腋窩部には静脈が多く、血管内への局所麻酔薬の投与により局所麻酔薬中毒となるリスクが他の部位よりも高くなります。静脈内投与を避けるため局所麻酔薬の広がりを確認しながら少量を分割投与することが重要です。

B. 下肢のブロック

下肢のブロックとしては大腿神経ブロック、伏在神経ブロック、坐骨神経ブロックがあります。

■ 大腿神経ブロック

大腿神経は腰神経叢の最も大きな分枝です。大腿骨骨折、膝の関節鏡手術、大腿前面の筋生検などが適応になります。下腿の手術では坐骨神経ブロックと併用されることが多くなります。

〈ブロックの実際〉

患者を仰臥位とします。鼠径溝の部分でまず大腿動脈を確認します。大腿神経は大腿動脈の外側にある長円形の高エコー性の領域です。ポイントは大腿神経の表層にある二層の筋膜の同定です。浅層が大腿筋膜、深層が腸骨筋膜であり、大腿神経は腸骨筋膜の深層に存在します（図11）。

穿刺は平行法で神経の外側からアプローチします。局所麻酔薬を確実に腸骨筋膜の下に投与します。

■ 伏在神経ブロック（≒内転筋管ブロック）

伏在神経は大腿神経の終末枝であり、純粋な感覚神経です。膝から下腿内側

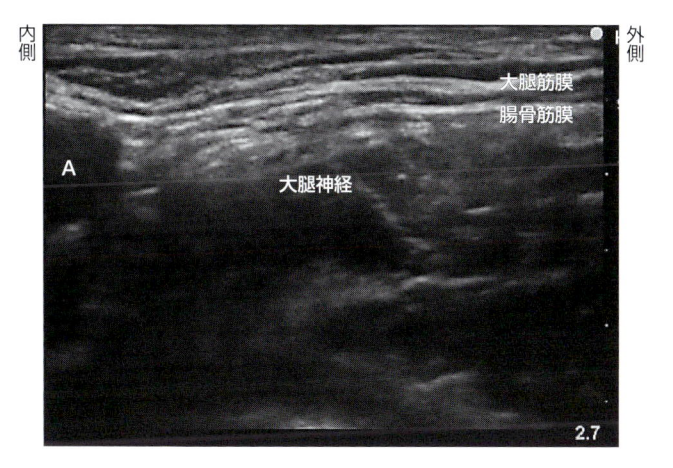

図11　大腿神経ブロック
A：大腿動脈

の感覚を支配します。

　大腿神経ブロックを膝や下腿の手術に用いると大腿四頭筋の筋力低下から患者が転倒するリスクがあります。したがって早期に離床したい患者では伏在神経ブロックは良い適応です（→TKAの術後鎮痛．周術期管理の謎22．克誠堂出版；2015．参照）。伏在神経ブロックにはいくつかの方法がありますが、よく用いられるのは内転筋管でブロックする内転筋管ブロックです。

　〈ブロックの実際〉
　　患者を仰臥位とし膝をやや屈曲して大腿を軽度外旋します。大腿の中部で縫工筋の深部に大腿動脈を同定します（図12）。鼠径部から大腿動脈を追ってもよいです。大腿動脈の外側に高エコー性に見える部分が伏在神経です。この部位では伏在神経は大内転筋、縫工筋、内側広筋に囲まれており、内転筋管と呼ばれます。より末梢では大腿動脈から下行膝動脈が分枝し伏在神経はこれに並走します。

　　穿刺は平行法で神経の外側からアプローチします。一部の分枝は大腿動脈の内側にも走行しますので動脈外側から局所麻酔薬投与を開始して、その後動脈を取り囲むように投与します。投与量が多すぎると、大腿神経ブロックになったり、膝窩部の坐骨神経に作用が及ぶことがあります。

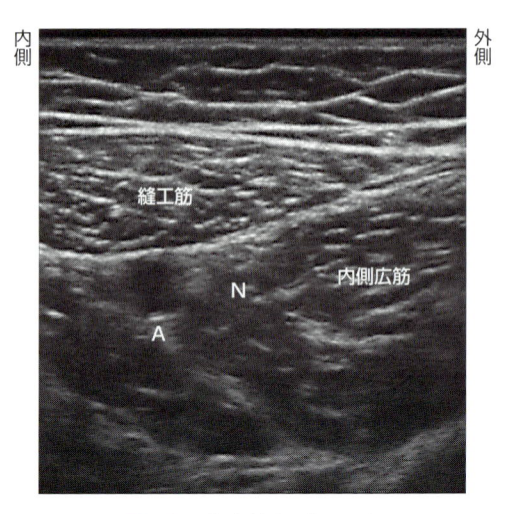

図 12 伏在神経ブロック
A：大腿動脈，N：伏在神経

■ 坐骨神経ブロック

　坐骨神経は仙骨神経の最大の分枝であり、人体で最大、最長の神経です。その長い走行に沿っていくつかのブロック法がありますが、よく用いられるのは神経が浅部に存在し手技が容易な膝窩部でのアプローチです[3]。坐骨神経ブロック膝窩アプローチは、脛骨、腓骨の手術、足関節から足指までの手術が適応になります。

　〈ブロックの実際〉
　　体位は仰臥位あるいは腰の下にクッションを入れて軽度側臥位とします。側臥位あるいは腹臥位でも可能です。膝を軽度屈曲し、まずプローブを膝窩部に当てます。膝窩動脈の表層にある高エコー性の領域が脛骨神経です。脛骨神経の外側に総腓骨神経を確認します（図 13-A）。プローブをゆっくり中枢側に移動すると坐骨神経が 1 本の坐骨神経に収束します（図 13-B）。
　　穿刺は外側から平行法でアプローチします。神経の下部および上部から分割して局所麻酔薬を投与し神経全体が局所麻酔薬に囲まれるドーナツサインが得られるようにします。

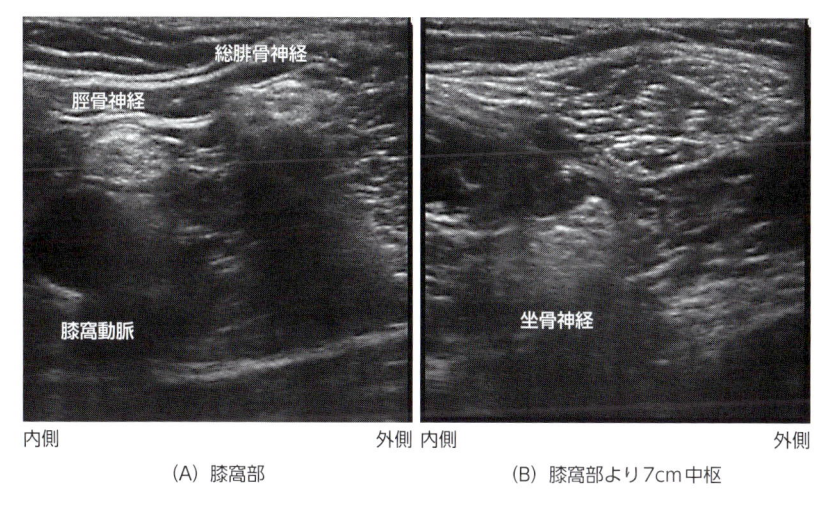

(A) 膝窩部　　　　　　　　　　(B) 膝窩部より7cm中枢

図13　坐骨神経ブロック：膝窩アプローチ

C. 体幹のブロック

■ 腹横筋膜面ブロック（TAP ブロック）

　TAP ブロック（transversus abdominis plane block）は内腹斜筋と腹横筋との間の神経血管面に局所麻酔薬を投与して脊髄神経前枝（第10胸神経〜第1腰神経）をブロックする方法です。主として下腹部の正中部の鎮痛に有効です。中腋窩線付近に局所麻酔薬を投与する側方 TAP ブロックが一般的ですが、近年はより後方への広がりを期待して腹横筋の側方端に局所麻酔薬を投与する後方 TAP ブロックや、腰方形筋の周囲に投与する腰方形筋ブロックも試みられています[4,5]（図14）。後方でブロックを行うメリットとしては、外側皮枝のブロックが確実になることと、局所麻酔薬が傍脊椎腔に広がることにより広範囲の鎮痛を得られる可能性です。より上腹部への効果を期待する場合は肋骨弓下で施行する肋骨弓下 TAP ブロックを選択します。

〈ブロックの実際〉

　　仰臥位で施行します。ブロック側の側腹部腋窩中線上で腸骨と肋骨弓の間にプローブを当て、外腹斜筋、内腹斜筋、腹横筋の三層構造を確認

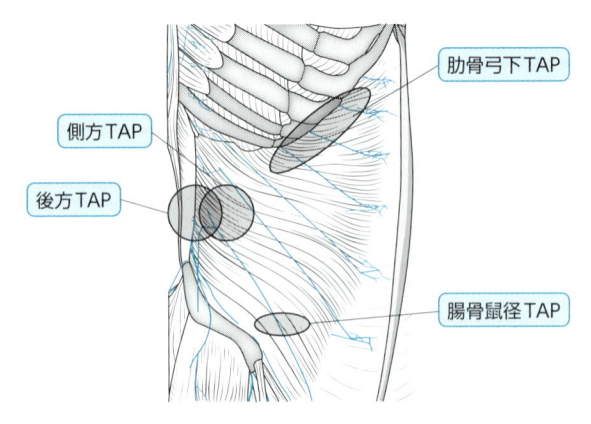

図14　TAPブロックの各種アプローチ

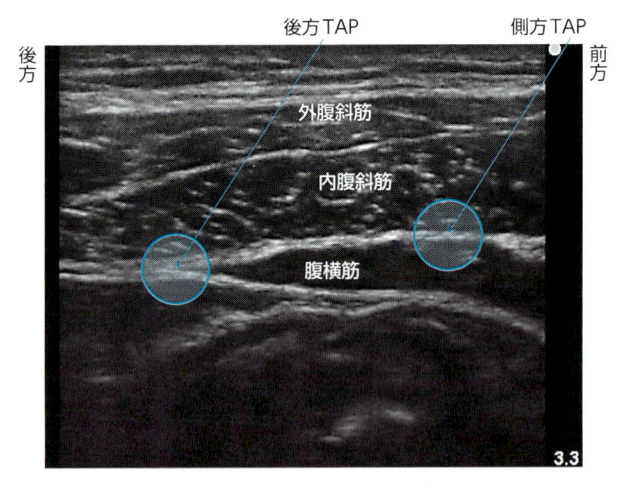

図15　側方TAPブロックと後方TAPブロック

します（図15）。
　平行法で穿刺し、内腹斜筋と腹横筋の間に局所麻酔薬を投与します。まず少量を投与し、内腹斜筋の筋注になっていないことを確認後予定量を投与します。片側の手術以外では両側にブロックを行う必要があります。
　肋骨弓下TAPブロックは、肋骨弓のライン上にプローブを置きます。正中では腹直筋の下に腹横筋が存在します。その外側に、腹横筋しか存

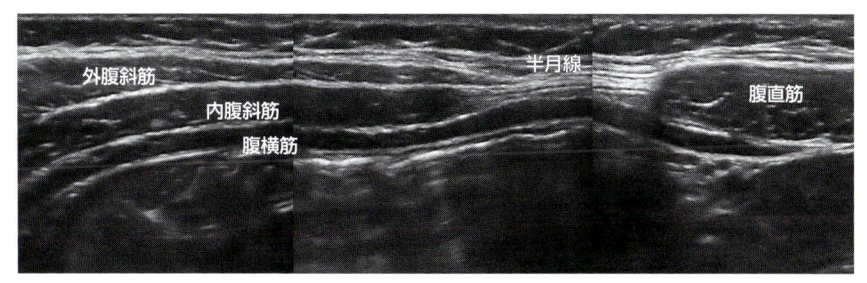

図16 肋骨弓ラインの超音波画像

在しない半月線があります（図16）。この部位をTh8の脊髄神経が走行します。その外側は、側腹部と同様に外腹斜筋、内腹斜筋、腹横筋の三層構造が見られます。肋骨弓のライン上で、前腋窩線部をTh10の脊髄神経が走行します。したがって、上腹部から下腹部までの効果を期待するのであれば半月線から肋骨弓のラインに沿って側腹部の腸骨まで広範囲に局所麻酔薬を投与する必要があります。局所麻酔薬を投与しながらプローブを正中から側方へ移動することで広範囲のブロックが可能となります。

ii 腹直筋鞘ブロック

腹直筋鞘ブロック（rectus sheath block）は腹直筋を貫通する脊髄神経前枝をブロックする方法です。効果は正中に限られるので適応は臍ヘルニア手術、各種腹腔鏡下手術です。

〈ブロックの実際〉

仰臥位で施行します。ブロック部位の腹部正中で中央に白線、その左右に腹直筋横断面を確認します。上腹部では腹直筋と腹膜の間に腹横筋が存在します（図17）が、臍部では腹直筋下部は腹膜と接しています。

穿刺は平行法で行います。腹直筋の横断面像で外側から穿刺、あるいは長軸を描出して頭側から穿刺します。針先が腹直筋後葉まで進んだら局所麻酔薬を投与し、後葉と腹直筋の間に局所麻酔薬が広がるのを確認します。

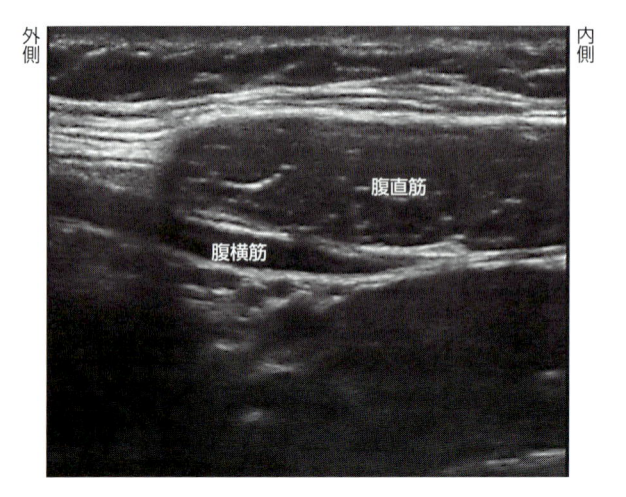

図17　腹直筋鞘ブロック（上腹部）

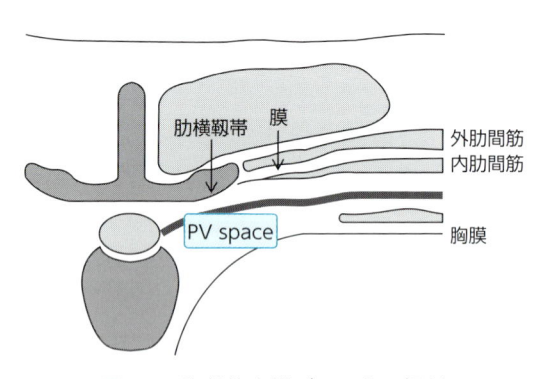

図18　胸部傍脊椎ブロックの解剖
PV space：傍脊椎腔

ⅲ 胸部傍脊椎ブロック

　胸部傍脊椎ブロック（thoracic paravertebral block）は、脊髄神経が椎間孔から出てきたところに局所麻酔薬を注入する方法（図18）で、片側多分節に脊髄神経と交感神経が遮断されます。開胸手術、胸腔鏡手術、乳房手術に適応があります。ほぼ片側の硬膜外麻酔ですが、血圧低下はマイルドです。

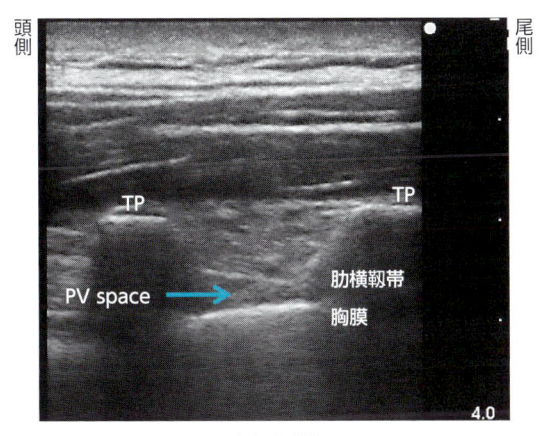

(A) 長軸像

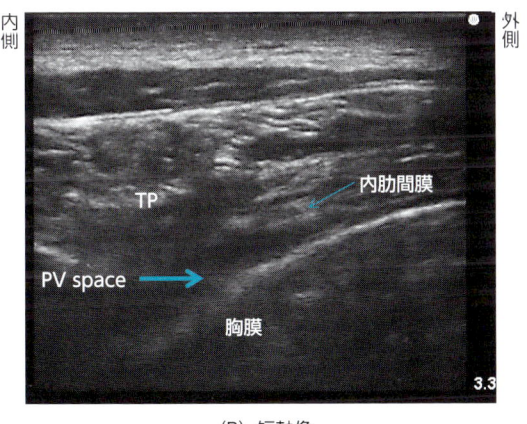

(B) 短軸像

図19 胸部傍脊椎ブロック
TP：胸椎横突起，PV space：傍脊椎腔

〈ブロックの実際〉

側臥位で施行します。正中から約2 cm傍正中では胸椎横突起とその間に胸膜を確認でき、胸膜の上が傍脊椎腔になります（長軸像）（図19-A）。より外側では横突起は肋骨になりますが、横突起は直線的な形状、肋骨は円形であり鑑別可能です。外側で肋骨を同定してから正中に移動すると確実です。その後、プローブを肋骨と平行になるように回転させ、胸膜と内肋間膜を描出（短軸像）（図19-B）します。針は外側か

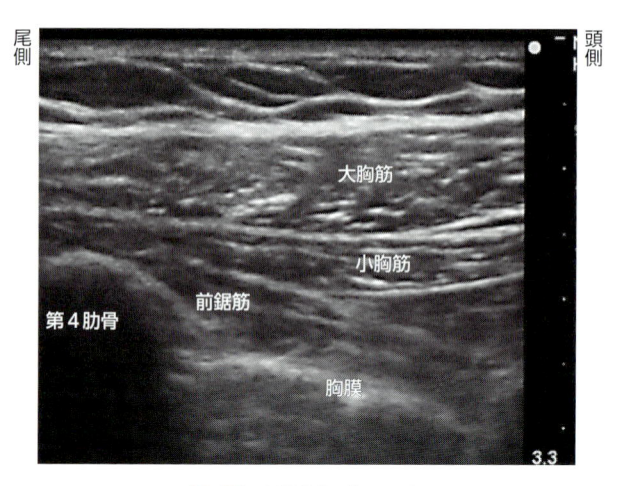

図20 PECS ブロック

ら穿刺し、内肋間膜を貫いたら局所麻酔薬を投与します。このとき胸膜が下方に押し下げられればブロックは成功です。

ⅳ PECS ブロック

胸壁の手術、主として乳がん手術の術後に使用されます。PECS ブロック（pectoral nerves block）には、外側と内側胸筋神経をブロックする PECS 1 ブロックと、さらに肋間神経の外側皮枝をブロックする PECS 2 ブロックがあります[6]。

① PECS 1 ブロック

第 3 肋骨レベルで、大胸筋と小胸筋の間に局所麻酔薬 10 mL を投与します（外側、内側胸筋神経をブロック）。適応は大胸筋レベルの手術に限られます。ペースメーカの挿入や CV ポート埋め込み時にも有効です。

② PECS 2 ブロック

PECS 1 ブロックに加えて小胸筋と前鋸筋の間に局所麻酔薬 20 mL を投与します（図20）。肋間神経の外側皮枝をブロックします。乳房切除、腋窩郭清が適応になります。

5 局所浸潤麻酔

> ▶▶▶ 浸潤麻酔とは
> 麻酔薬皮膚、皮下組織などに浸潤するよう注射する方法です。

　手術執刀時には局所麻酔薬の作用時間延長や出血量減少の目的でアドレナリンが添加されることがあります。アドレナリンの至適濃度は20万倍です。アドレナリン含有リドカインは10万倍アドレナリンを含有しており、1/2に希釈して使用されることが多いです。

　術後鎮痛目的で使用する場合には、閉創前に長時間作用の局所麻酔薬を再度投与します（➡ 創部浸潤麻酔．麻酔科医のための知っておきたいワザ22．克誠堂出版；2014．参照）。注射針で投与しなくても、創部に直接散布しても有効です。カテーテルを挿入して持続投与する方法もあります。今後は超長時間作用性の局所麻酔薬が登場する可能性があり（米国ではすでに徐放性のブピバカイン製剤が発売されている）、さらに有用な方法となる可能性があります。

6 脊髄くも膜下麻酔

> ▶▶▶ 脊髄くも膜下麻酔とは
> くも膜下腔に局所麻酔薬を作用させる麻酔法です。全身麻酔の一部というよりは単独で短時間の手術に対して行われています。作用発現が早く速やかに手術が可能ですが、血圧低下などの循環系の合併症は起こりやすいという欠点があります。近年、脊髄くも膜下麻酔単独で行われる手術は減っていますが、帝王切開術や泌尿器科の経尿道的手術、肛門周囲の手術に対しては適応となります。

脊髄くも膜下麻酔は、腰椎のくも膜下腔に穿刺します。
　脊椎は、頸椎（7）、胸椎（12）、腰椎（5）、仙椎、尾骨からなります。脊椎には生理学的彎曲が存在し、仰臥位の状態では第3腰椎部が最も高く、第5胸椎部が最も低くなっています。
　皮膚から脊髄までは、皮膚 → 皮下組織 → 棘上靱帯 → 棘間靱帯 → 黄色靱帯 → 硬膜外腔 → 硬膜 → 硬膜下腔 → くも膜 → くも膜下腔と続いています。くも膜下腔に投与された局所麻酔薬は主として脊髄神経根の神経線維を遮断します。遮断は、交感神経、冷覚、温覚、痛覚、触覚、運動線維の順に起こります。運動神経遮断よりも交感神経の遮断範囲は広範囲です。交感神経遮断により血管拡張とそれによる血圧低下が起こります。また上位まで遮断されれば、交感神経心臓枝の遮断により徐脈となります。さらに上位まで遮断され横隔膜を支配する横隔神経（C3～5）が遮断されると呼吸が停止する可能性があります。

A. 適　応

　下腹部以下で手術時間が2時間程度までの手術が良い適応です。帝王切開、肛門・外陰部の手術、泌尿器科の経尿道的手術、下肢手術が主な適応です。
　高度のショック状態、出血傾向や抗凝固薬投与中、重症心不全、穿刺部の炎症、敗血症がある場合は禁忌です。頭蓋内圧亢進患者では穿刺による脳ヘルニアの可能性があります。

B. 手技の実際

　体位は、側臥位、または坐位で行います。肛門や会陰部の手術の場合、坐位で行うことが多いです。どちらの体位でも、棘突起間が広がるように、穿刺する部位を突き出すようにします。
　穿刺は正中法が多いですが、高齢者では傍正中法を用いることもあります。
　通常、脊髄はL1～2で終わるため、それよりも下位のL3/4あるいはL4/5から穿刺します。穿刺針には、通常のクインキー針以外にペンシルポイント針など、よりくも膜下脊髄麻酔後頭痛の発生が少ない針が使用されることもあります。穿刺部位の決定には両側腸骨稜を結ぶJacoby線が目安になります。

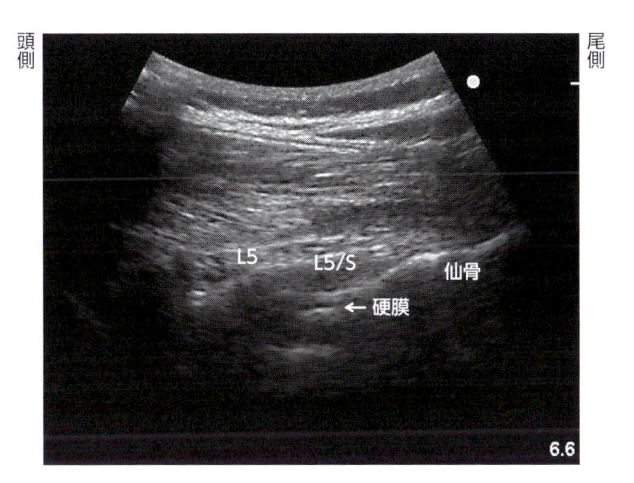

図21 腰部脊椎長軸像
L5：第5腰椎椎弓

表7 手術部位別脊髄くも膜下麻酔での目標麻酔域

術　式	麻酔域
帝王切開	T7
鼠径ヘルニア	T10
経尿道的手術	T10
下肢の手術	T10（駆血帯を使用する場合）
肛門	S2

　Jacoby線はL4棘突起上を通るとされますが体格にもよるのであくまでも目安です。最近は超音波で仙骨から順に腰椎を確認することでより正確に穿刺レベルを決定することができるようになりました（図21）（🔗 帝王切開術における脊髄くも膜下麻酔・硬膜外麻酔の補助としての超音波．麻酔科医のための知っておきたいワザ22．克誠堂出版；2014．参照）。

　局所麻酔薬注入後は痛覚刺激で麻酔高を確認します。氷などを用いて冷覚で確認することも一般的です。術式により必要な麻酔高は決まっている（表7）ので、皮膚分節で必要な範囲が麻酔されているかを確認します。主要な皮膚分節は、鼠径部がL1、臍部がTh10、剣状突起がTh6、乳頭がTh4です。高比重液を使用している症例では、麻酔時に上になっていた側が下になるようにベッドをローテーションして片効きを予防します。片側のみの効果でよければ

局所麻酔薬注入後10分程度側臥位のまま維持することで片側のみの効果を期待することもできます。麻酔高が不足している場合、頭低位にします。高比重液を用いた脊髄くも膜下麻酔では頻回に麻酔高を確認し、必要に応じて体位を調節するのがポイントです。

C. 脊髄くも膜下硬膜外併用麻酔（硬脊麻）

脊髄くも膜下麻酔と硬膜外麻酔にはそれぞれ長所と短所があります。両者の良いところを生かすために併用が考えられました。

硬脊麻では、くも膜下腔に局所麻酔薬を注入して速やかに効果を発現させるとともに、硬膜外腔にカテーテルを留置します。脊髄くも膜下麻酔の作用が不十分な場合には硬膜外腔へ局所麻酔薬あるいは生理食塩液を投与して麻酔高を拡大することができます。このためくも膜下へ投与する局所麻酔薬の量は少なめにすることが可能です。硬膜外カテーテルは術後鎮痛にも使用可能です。

方法としては、硬膜外麻酔と脊髄くも膜下麻酔をそれぞれ別々の椎間で行う方法と、硬膜外針の中を通して脊髄くも膜下麻酔用の針を入れる needle-through-needle 法があります。

D. サドルブロック

サドルブロックは脊髄くも膜下麻酔の一種ですが、麻酔域を仙骨神経領域に限定する方法です。肛門周囲や会陰部の手術が適応となります。坐位で穿刺し高比重液を1mL程度注入しそのまま坐位を保ちます。

E. 使用する麻酔薬

脊髄くも膜下麻酔に使用される局所麻酔薬には、脳脊髄液（比重：1.003～1.009）よりも高比重に調整された高比重液、等比重の等比重液、低比重の低比重液があります。高比重液は穿刺部よりくも膜下腔を低位に広がっていくため体位やベッドの操作で麻酔域を調節しやすいのが特徴です。また、脊柱の生理学的彎曲により第5胸椎より高位には広がりにくいため主として用いられます。下肢の骨折などで患側を下側にして側臥位がとりにくい症例では、等比

重液や低比重液が用いられます。

0.5％塩酸ブピバカインを高比重（マーカイン脊麻用0.5％高比重）あるいは等比重（マーカイン脊麻用0.5％等比重）に調整した製剤が販売されています。

F. 合併症

麻酔後初期に起こる合併症は血圧低下です。頻回に血圧を測定しながら、輸液負荷を行います。必要に応じて昇圧薬の投与、酸素投与を行う必要があります。

高位まで麻酔高が上昇すると呼吸抑制が起こりえます。酸素吸入や必要に応じて補助呼吸、人工呼吸を行います。

脊髄くも膜下麻酔後頭痛は脊髄くも膜下麻酔後に起こる頭痛であり術後1～2日後に発症することが多いです。硬膜の穿刺孔から髄液が漏出し脳脊髄圧が低下するために起こると考えられています。若年者の女性に多く、頭痛は坐位で増強し仰臥位で軽減します。悪心・嘔吐や食欲不振、重症例では複視などの脳神経症状を来します。穿刺針が細いほど、また同じ太さの針でもクインキー針よりもペンシルポイント針の方が発生率が低くなります。治療は安静臥床にして、輸液負荷で髄液の産生を促します。重症例では自己血パッチが適応となります。硬膜外膿瘍は不潔な穿刺操作や穿刺部の感染により起こります。また、出血傾向や抗凝固療法中の患者では硬膜外血腫を生じる危険があります。

【文　献】

1) Exadaktylos AK, Buggy DJ, Moriarty DC, et al. Can anesthetics technique for primary breast cancer surgery affect recurrence or metastasis? Anesthesiology 2006；105：660-4.
2) American Society of Regional Anesthesia and Pain Medicine. Check list for treatment of local anesthetic systemic toxicity. http://www.asra.com/checklist-for-local-anesthetic-toxicity-treatment-1-18-12.pdf（2015年10月閲覧）
3) 森本康裕．超音波ガイド下神経ブロック③下肢の神経ブロックの実際Ⅱ（坐骨神経ブロック）．日臨麻会誌 2013；33：606-11.
4) Hebbard P, TAP block nomenclature. Anesthesia 2015；70：112-3
5) Chakraborty A, Goswami J, Patro V. Ultrasound-guided continuous qua-

付録　症例別末梢神経ブロックの実際（全身麻酔と併用の場合）

I．上肢手術		
肩関節，鎖骨，上腕骨の近位の手術	斜角筋間アプローチ	0.25% レボブピバカイン 10〜15 mL
	（持続ブロック）	0.25% ロピバカイン 15 mL 後，0.2% ロピバカイン 4 mL/hr
肘から遠位	鎖骨上アプローチ	0.125% レボブピバカイン 15〜20 mL
橈骨遠位端骨折	腋窩アプローチ	0.125% レボブピバカイン 15〜20 mL
II．下肢手術		
大腿骨骨折	大腿神経ブロック	0.25% レボブピバカイン 20 mL（5 mL は外側大腿皮神経）
下腿骨折，足関節手術	大腿神経ブロック（or 伏在神経ブロック）＋坐骨神経ブロック（膝窩アプローチ）	0.25% レボブピバカイン 20 mL＋10 mL
膝人工関節置換術	持続大腿神経ブロック＋坐骨神経ブロック（膝窩アプローチ）	0.25% ロピバカイン 20 mL＋10 mL
	（持続ブロック）	0.1% ロピバカイン 4 mL/hr
前十字靱帯（ACL）再建術	伏在神経ブロック＋閉鎖神経ブロック	0.25% レボブピバカイン 20 mL＋10 mL
股関節人工関節置換術	大腿神経ブロック＋外側大腿皮神経ブロック	0.25% レボブピバカイン 20 mL＋10 mL
III．体幹手術		
下腹部手術	両側側方 TAP ブロック	0.25% レボブピバカイン 20 mL×2 最大で 3 mg/kg iv フェンタニルを併用
鼠径ヘルニア	後方 TAP ブロック	0.25% レボブピバカイン 20 mL 小児では 3 mg/kg を最大量として決定
胸部手術	持続胸部傍脊椎ブロック	0.25% ロピバカイン 20 mL 後，0.2% ロピバカイン 4 mL/hr（手術終了時に 0.25% ロピバカイン 10 mL 追加） iv フェンタニルを併用
乳がん手術	PECS 2 ブロック	0.25% レボブピバカイン 10 mL＋20 mL

dratus lumborum block for postoperative analgesia in a pediatric patient. A&A Case Rep 2015；4：34-6.
6) Blanco R, Fajardo M, Parras Maldonado T. Ultrasound description of Pecs II (modified Pecs I)：a novel approach to breast surgery. Rev Esp Anestesiol Reanim 2012；59：470-5.

第7章 筋弛緩薬

筋弛緩薬とは

　筋弛緩薬は、手術中の不動化、気管挿管時の声門開大の目的で使用されます。筋弛緩薬には脱分極性と非脱分極性があります。特異的拮抗薬であるスガマデクスの登場で、非脱分極性筋弛緩薬のロクロニウムが主に使われています。

1 ロクロニウム

A. 特徴

　ロクロニウムは、ステロイド性非脱分極性筋弛緩薬です。それまで用いられてきたベクロニウムと比べ作用発現はやや早く、作用持続時間は同等です。

B. 使用法

　気管挿管時の投与量は 0.6 mg/kg であり、作用発現時間は 1.3 分です。作用持続時間（T1 25% までの回復時間）は 35〜45 分になります。一般的に、吸入麻酔薬で維持した方がロクロニウムの作用持続時間は長くなります。

　急速に作用を発現させたいときは投与量を増やします。ロクロニウム 0.9 mg/kg 投与時の作用発現時間は 75 秒、1.2 mg/kg 投与時の作用発現時間は 55 秒です。急速導入に用いる場合は、1 mg/kg 前後を投与することで迅速な作用発現を得ることができます。

手術中の維持量は、患者の年齢や手術に必要な筋弛緩の程度によります。レミフェンタニルを併用した全身麻酔では体表面の小手術の麻酔維持にロクロニウムはほとんど必要ありません。一方で開腹手術は十分な筋弛緩を維持する必要があります。スガマデクスで拮抗できることを考えると、TOF（train-of-four；107頁参照）が出現しない、つまり post tetanic count（PTC）で評価するレベルでの維持が望まれます。腹腔鏡下手術でも十分な筋弛緩は視野を改善することが報告されていますので、開腹手術に準じた筋弛緩を維持します。
　ロクロニウムの追加量は0.1～0.2 mg/kgで筋弛緩モニター下に希望する筋弛緩レベルを維持します。持続静注も可能で、標準的な投与速度は0.7 µg/kg/minです。

C. 注意点

　使用に際して注意が必要なのは肝機能障害です。肝機能障害のある患者では作用時間が延長する可能性があります。

2 スガマデクス

A. 特　徴

　スガマデクスはロクロニウムを選択的に包接して作用を不活化する薬物です。従来、非脱分極性筋弛緩薬の拮抗に用いられてきた抗コリンエステラーゼ薬は、作用発現に時間がかかるうえ、効果が不十分でムスカリン様作用がありました。スガマデクスは深い筋弛緩状態でも拮抗できるうえ、速やかに作用が発現し、副作用も少ないことからロクロニウムの拮抗には理想的な薬物です。

B. 作　用（図1）

　スガマデクスの基本構造はブドウ糖が複数結合し環状構造となったシクロデ

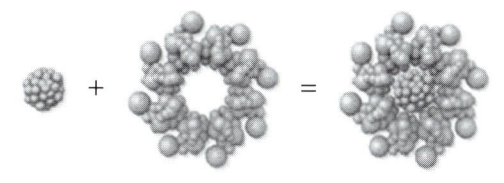

図1 スガマデクスの作用機序

表1 スガマデクスの投与量

筋弛緩状態	投与量
浅い筋弛緩状態	2 mg/kg
深い筋弛緩状態	4 mg/kg
挿管量のロクロニウム投与直後	16 mg/kg（体重 50 kg で 800 mg，4 A）

キストリンです。シクロデキストリンの内側にロクロニウムは特異的に包接し安定した包接体となります。包接体はそのまま腎臓から排泄されます。

包接により血中のロクロニウム濃度が低下すると、神経筋接合部から血中へもロクロニウムが移動することで神経筋伝達機能が回復します。

C. 使用法（表1）

浅い筋弛緩状態（TOF で T2 が出現）では 2 mg/kg、深い筋弛緩状態（PTC で 1～2 回の単収縮反応）では 4 mg/kg を静脈内投与します。作用発現には約 2 分かかります。挿管用量のロクロニウム投与直後に筋弛緩作用を拮抗する必要があるときは、16 mg/kg を投与します。

D. 注意点

副作用としてアナフィラキシーがあります。多くは 10 分以内に症状が発現しているので、投与後少なくとも 10 分間は患者の状態に注意します。

スガマデクスの投与量が過小であった場合には、一度回復した筋力が再筋弛緩化される危険があります（➡ スガマデクス時代に筋弛緩モニターはルーチンで使用すべきか？ 周術期管理の謎 22．克誠堂出版；2015．参照）。この点から、ロ

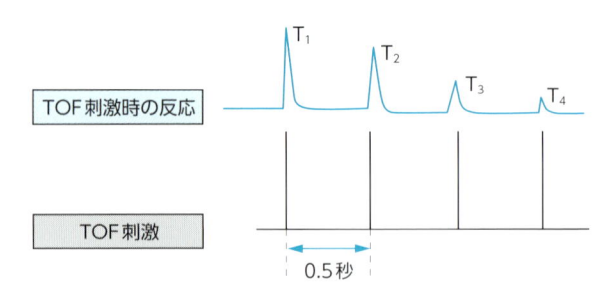

図2　TOF 刺激と TOF 比

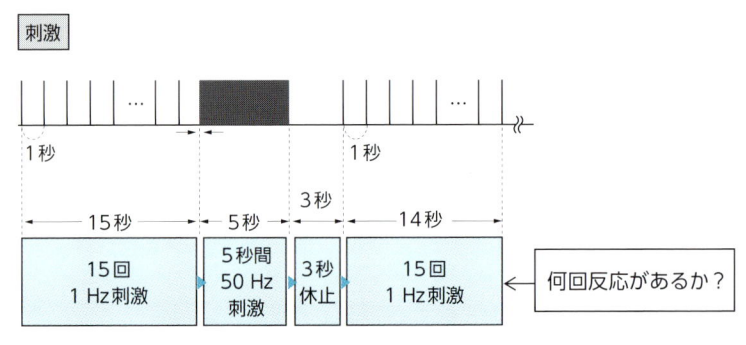

図3　PTC（post tetanic count）

クロニウムを使用する際は筋弛緩モニターを使用して必要量のスガマデクスを投与する必要があります。

スガマデクスを使用して抜管した直後に、緊急に再挿管が必要になった場合にはロクロニウムの作用がすぐに拮抗される可能性があります[1]。スガマデクスの半減期は約2時間ですので、使用後早期にロクロニウムを使用する際は筋弛緩モニターで作用発現を確認する必要があります。

3 筋弛緩のモニター

（▶ スガマデクス時代に筋弛緩モニターはルーチンで使用すべきか？　周術期管理の謎 22．克誠堂出版；2015．参照）

尺骨神経の刺激により母指が内転する速度を加速度センサーで測定する方法が一般的です。TOF は train-of-four の略で2秒間に4回刺激（4連刺激）を行います。4連刺激により何回の反応がみられるか？ 4回の反応がみられれば1回目と4回目の刺激に対する反応の比を TOF 比といいます（図2）。1回も反応がみられない深い筋弛緩状態では PTC を使用します（図3）。テタヌス刺激を加えた後に単一刺激を行い、何回反応がみられるかで評価します。

【文　献】

1) 岩崎　肇，松木　郷，笹川智貴ほか．スガマデクス使用後，短時間にロクロニウム再投与を必要とした4症例．日臨麻会誌 2011；31：784-7．

SECTION 第8章 モニター

全身麻酔とモニター

　全身麻酔中は患者本人が異常を訴えることができません。各種モニターを使って患者の状態を適切に判断し、正常な状態を保つのは麻酔科医の重要な仕事のひとつです。

　モニターを正しく使うには、単に解析された数字をみるだけでなく、モニター以外の情報と併せて総合的に判断する必要があります。周術期には、いろいろな要因でモニターの数値が正しくない場合がありえます。例えば、心電図モニターには心拍数が表示されます。電気メスの使用や体動により心電図波形が乱れれば心拍数は正しく表示されていない可能性があります。そのような状態でモニターの異常値にのみ気を取られていると正常な患者に誤った治療を行ってしまいます。しかし、心電図波形を確認して、ノイズが入っていることを認識したり、他のパルスオキシメータや観血的動脈圧から脈拍数を確認することが可能です。場合によっては自分で患者の脈を確認する必要があるかもしれません。そのような総合的な評価から患者の状態を把握していきます。その意味ではモニターの原理やピットフォールを知っておくのは重要です。

1 循環モニター

A. 心電図

　心電図モニターは、心拍数、不整脈と心筋虚血の監視の目的で使用されま

非観血的圧測定
観血的動脈圧測定

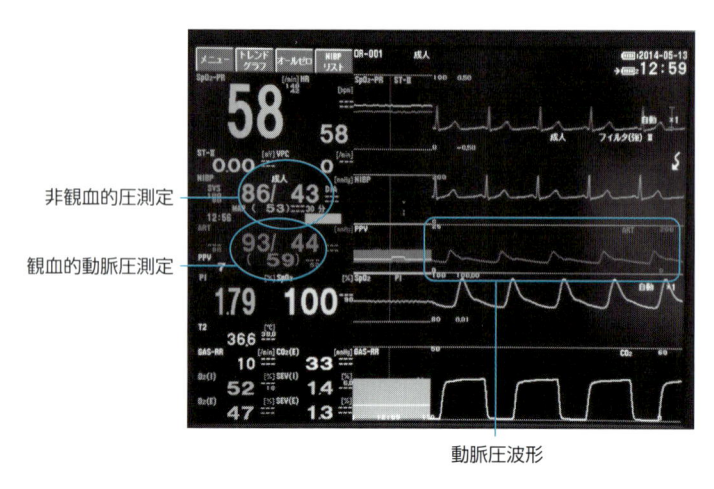

動脈圧波形

図1 モニター上の非観血的圧測定と観血的圧測定

す。通常は右肩、左肩、腹部の3か所に電極を貼り、Ⅰ、Ⅱ、Ⅲ誘導のうちp波の見やすいⅡ誘導を表示します。心筋虚血を監視したいときはさらに側胸部に電極を追加して5極あるいはそれ以上の電極を使用して胸部誘導を追加します。

現在の心電図モニターは多くの自動解析機能が付いています。心拍数はもちろん不整脈を検出したり、STレベルの変化を数値化してくれます。これらの機能は便利ではありますが、電気メスのノイズなどいろいろな要因に影響を受けます。必ず心電図波形を自分で確認しましょう。

B. 血 圧

全身麻酔中の血圧測定にはマンシェットによる非観血的モニターと血管内にカテーテルを留置して測定する観血的動脈圧モニターがあります（図1）。

■ 非観血的モニター

血圧の測定法で最も一般的なのはマンシェットを用いた非観血的な測定法です。さらに触診法、聴診法と自動血圧計による測定法がありますが、通常自動血圧計が使用されます。自動血圧計は通常オシロメトリック法が用いられます。カフ圧を収縮期圧以上に加圧したのち、徐々に減圧する過程で心拍動に同

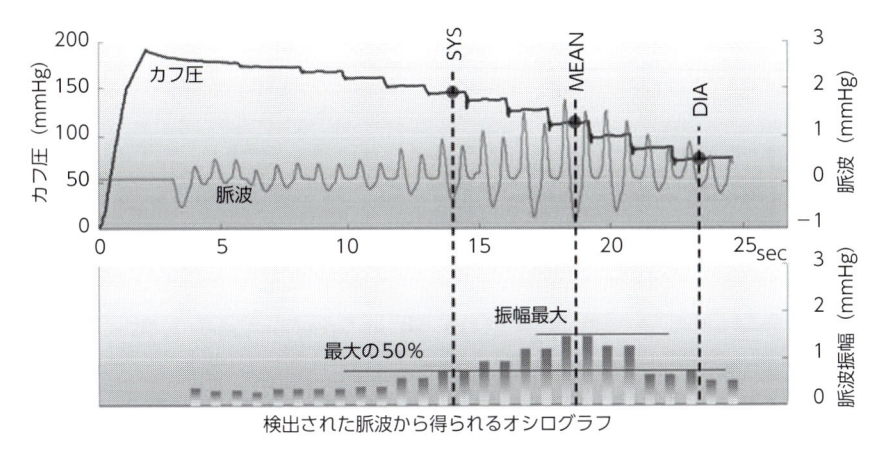

図2 自動血圧計の測定法
(日本光電の場合)

調した血管壁の振動を反映したカフ圧の変動（圧脈波）をモニターして血圧を決定します。最大振幅となったときのカフ圧を平均血圧とします。収縮期と拡張期の測定法は各種異なります。図2は日本光電のモニターの測定アルゴリズムです。同社のモニターでは脈波振幅が最大の50％となったときのカフ圧を収縮期圧、あるいは拡張期圧とします。モニターによってはこの圧脈波の変化パターンをオシログラフとして表示します（図3）。近年ではカフ圧を上昇させるときに血圧を測定できる機種もあります（iNIBP、日本光電）。従来の減圧法よりも、より迅速に血圧を測定することが可能です。

使用する際の注意点としては患者に合ったカフの使用があります（図4）。幅の広すぎるカフの使用は実際の血圧値よりも高い値となります。逆に、幅の広いカフの使用は低く測定される可能性があります。

測定中の不整脈や体動により測定ができない場合があります。手術中であれば術者がカフに触れることでも測定ができなくなります。このような場合は、オシログラフを確認して正しく測定できているかを確認します。

② 観血的動脈圧モニター

観血的動脈圧モニターは連続的に動脈圧を測定できることから血圧の急激な変化をリアルタイムに測定できます。また動脈血の採血ができるので頻回に血液ガス分析を必要とする症例では有用です。

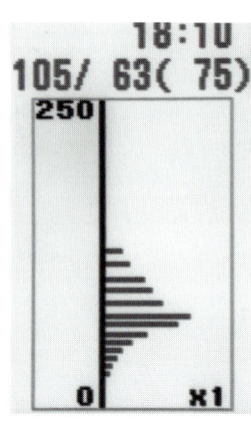

図3　自動血圧計のオシログラフ

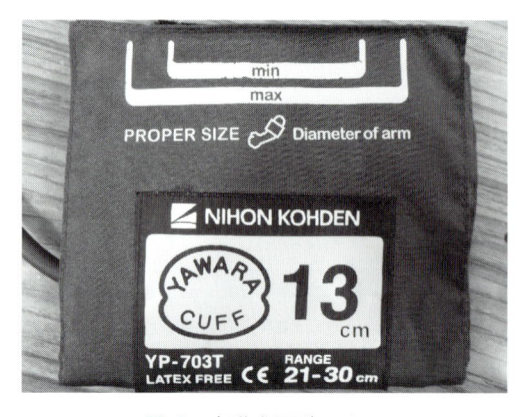

図4　自動血圧計のカフ
このカフでは適切な腕の直径の目安が分かりやすく記載されている．
（日本光電）

表1　観血的動脈圧測定の適応

連続血圧測定が必要	血圧変動を避けたい場合，心臓血管手術，心疾患患者
頻回の動脈血採血が必要	肺疾患患者，代謝性疾患患者，脳神経外科手術
非観血的圧測定が困難	熱傷，両側の上肢手術

　適応は連続的な血圧測定が必要な心疾患患者や心臓血管手術、頻回の動脈血採血が必要な肺疾患患者や脳神経外科手術、その他大量の出血が予想される手術や長時間の手術になります（表1）。

　観血的動脈圧モニターには、圧モニタリングキットが必要です。動脈内の圧はモニタリングキットのチューブ内を伝わり、血圧トランスデューサで電気信号に変換され生体情報モニターに表示されます。

　測定開始時には圧の基準点を合わせる必要があります。基準点は正確には心臓の三尖弁の位置ですが、実際には胸厚の1/2の位置が用いられます（図5）。この位置にトランスデューサの高さを合わせます。もうひとつは、トランスデューサを大気に開放させたときに血圧がゼロになるように、生体情報モニターでゼロバランス調整を行います。これらを正確に行わないと血圧が正しく測定できません。例えば手術中の体位やベッド高の変更により基準点の高さが変わりますので、それに合わせてトランスデューサの高さを変更します。測定

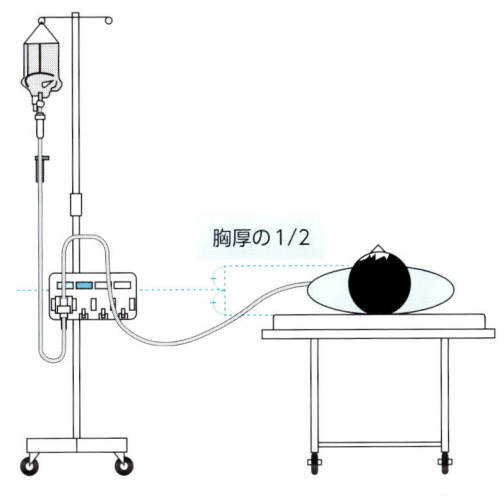

図5　観血的圧測定のゼロバランス調整

時は動脈圧の波形に注意します。正常な波形を図6に示します。一番高いところが収縮期血圧、一番低いところが拡張期血圧です。このとき、波形を観察するポイントは、①波形の異常はないか、②大動脈弁閉鎖ノッチの位置と有無、③血圧波形の呼吸性変動になります。

① 波形

　まず波形を観察し、なまりやオーバーシュートがないことを確認します。なまりは、波形の立ち上がりが緩やかでノッチがみられない場合で、カテーテルが閉塞しかかっているか、先端が動脈壁に当たっている可能性があります。末梢血管抵抗の低下でも同様の波形になります。オーバーシュートは、動脈圧の波形が尖って、非観血的圧測定と比べて収縮期圧が高値になることです。末梢血管抵抗が高まっていることを示します。これらの波形がみられれば、収縮期圧や拡張期圧の測定値は不正確になります。

② 大動脈弁閉鎖ノッチ

　立ち上がりから大動脈弁閉鎖ノッチのところまでを収縮期、その後ろが拡張期に相当します。収縮期に相当する部分の線に囲まれた面積が1回拍出量を反映します。また、大動脈弁閉鎖ノッチの位置が低いかみられない場合は循環血液量が十分にないことを示します。

第8章　モニター　113

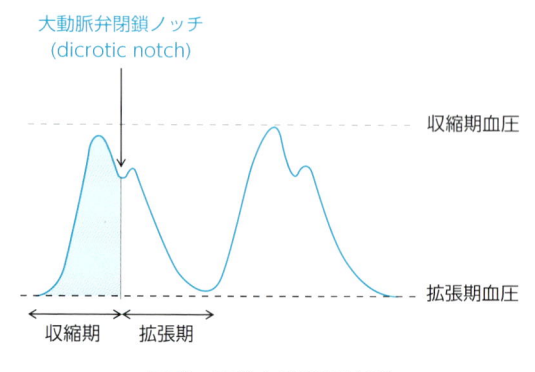

図6 正常な動脈圧波形

③ 血圧波形の呼吸性変動

　循環血液量が少ないときは、呼吸性に波形の頂点の動揺が大きくなります。このように波形から多くの情報が得られますが、これを自動化したものがフロートラックです（　フロートラックは周術期の循環管理に本当に有用か？ 周術期管理の謎22．克誠堂出版；2015．参照）。

　フロートラックは、患者特性（身長・体重・性別）および動脈圧波形特性から統計学的処理を行い、1回拍出量（SV）を測定し、心拍数を乗じたものを心拍出量として表示します（図7）。

　さらに、1回拍出量の呼吸性変動である1回拍出量変化量（stroke volume variation：SVV）を測定することもできます。SVVは輸液反応性の指標となり、脱水が強いほど大きな値となります。SVVが10%を超えている症例で、心係数（CO/体表面積）が低下している場合はまず輸液にて対応可能である可能性が高いと判断できます（図8）。

　通常の動脈圧トランスデューサでも、モニターによってはSVVと同様に収縮期圧の変動（SPV）や脈圧の変動（PPV）を表示できるようになりました。これらのパラメータもSVVと同様に輸液に対する反応性の指標として使用できます。

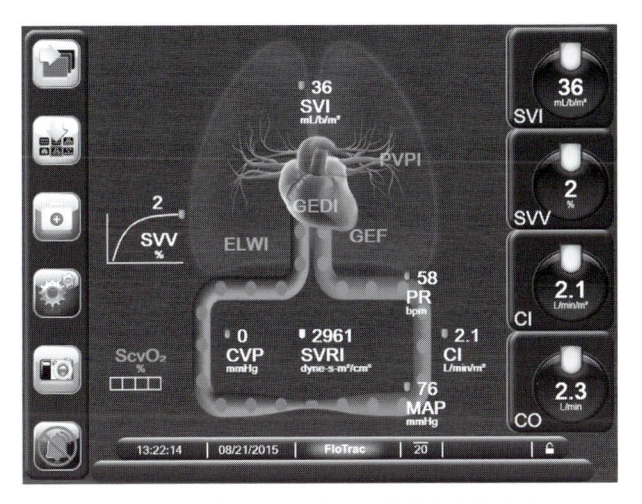

図7 フロートラックセンサーからの情報を表示するモニター
(EV1000, エドワーズライフサイエンス社)

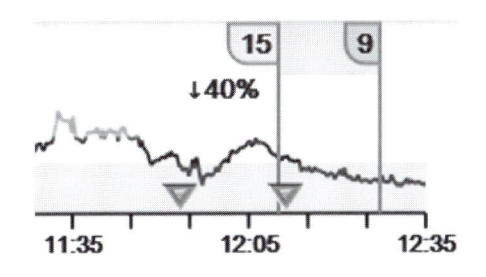

図8 手術中の SVV の変化
開腹手術中の SVV の変化を示す．開腹操作開始後，SVV が上昇した（12：05）．そこでボルベンを 250 mL 急速投与したら SVV が 15 から 9 に低下した．

C. その他

　中心静脈圧はほぼ右房圧と等しく、容量血管内の血液容量と血管緊張に大きく影響を受けます。つまり、中心静脈圧は右室の前負荷と循環血液量の指標になります。また、右心機能の低下は中心静脈圧を上昇させ、右心機能の改善は低下させます。このように、中心静脈圧から右心機能を推定することが可能で

表2 中心静脈圧を規定する因子

因　子	増　減	中心静脈圧
循環血液量	↑ ↓	上昇 低下
血管緊張	↑ ↓	上昇 低下
右心機能	↓ ↑	上昇 低下

す。また、右心不全や弁疾患がない場合は右房圧と左房圧はほぼ同等で、中心静脈圧は左室の前負荷を反映します。しかし、多くの因子が関与するため、中心静脈圧を評価するには血圧など他の指標と併せて総合的に解釈する必要があります（表2）。

　中心静脈圧は胸腔内圧の影響を受け、換気様式（自発呼吸か人工呼吸）、呼気終末陽圧（positive end-expiratory pressure：PEEP）の値、体位などで変化します。胸腔内圧の影響を受けない呼気終末での値を中心静脈圧として測定します。絶対値だけでなく、経時的変化も重要です。

　中心静脈圧は低圧系のため、トランスデューサの位置が大きく影響します。また、圧波形を確認することで、正しく圧がトランスデューサに伝わっているかを判断できます。波形が直線のときはカテーテル先端が血管壁に当たっているか、先端が血管外にある可能性を考慮します。

　実際の症例で、中心静脈圧が上昇した場合は、心不全、三尖弁逆流・狭窄、肺高血圧症、心タンポナーデ、不整脈、気道内圧の上昇、輸液・輸血の過剰、体位の影響、圧トランスデューサの位置が基準より低いといった原因が考えられます。また中心静脈圧が低下した場合は、出血、脱水、循環血液量減少、体位の影響、圧トランスデューサの位置が基準より高いといった原因が考えられます。

　心機能の低下した患者や心臓血管手術では、スワンガンツカテーテルが使用されます。スワンガンツカテーテルは右心系から先端を肺動脈まで挿入して、肺動脈圧、肺動脈楔入圧、中心静脈圧、心拍出量を測定します。スワンガンツカテーテルを使用した循環管理としてはフォレスター分類が有名です。また、近年のスワンガンツカテーテルは混合静脈血の酸素飽和度を測定することができます。混合静脈血の酸素飽和度は、全身の酸素運搬能と酸素消費量のバラン

スにより決定されます。このため、特に急激な変化は心拍出量の変化を反映することが多いです。心臓血管外科手術では上記のモニター以外に経食道心エコーにより心機能を評価しながら全身麻酔管理します。経胸壁の心エコー検査は手術中リアルタイムで行うのは困難ですが、手術の前後で迅速に心機能を評価するために身につけておきたい技術です（➡ 経胸壁心臓超音波検査．麻酔科医のための知っておきたいワザ 22．克誠堂出版；2014．参照）。

2 呼吸モニター

呼吸のモニターは換気モニターと酸素化のモニターに分けて考えます。

A. 換気モニター

換気モニターとして最も重要なのは呼気二酸化炭素モニター（カプノメータ）です。

カプノメータは呼気終末の二酸化炭素濃度が数値として表示され、動脈血二酸化炭素分圧を予測することができます。また、波形（カプノグラフ）に注意することで換気の状態を評価できます。マスク換気時に十分な換気ができているかどうか、気管挿管時に挿管チューブが正しく気管に入っているかどうかは、呼気から二酸化炭素（CO_2）が検出される正常のカプノグラフが得られることで判断できます（図9）。突然の呼気二酸化炭素濃度の低下は肺塞栓症や急激な心拍出量の低下によって起こるため循環状態のモニターとしても有用です。

カプノメータにはセンサーの位置によりサイドストリーム方式とメインストリーム方式があります。

サイドストリーム方式は麻酔ガスも測定できることから全身麻酔中のモニターに使用されます。麻酔回路からサンプリングしてモニター本体にあるセンサーで測定します。このため、実際の呼吸からモニター画面に表示されるまでに4〜5秒のタイムラグがあります。気管挿管後の確認などの際は注意が必要です。

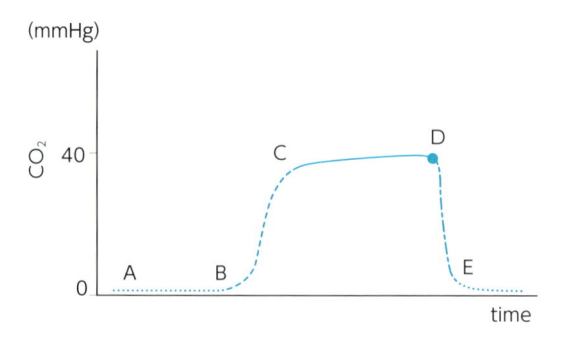

図9　正常カプノメータ波形（カプノグラフ）
Ⅰ相（A～B）：吸気平坦相（吸気～吐き始め）
Ⅱ相（B～C）：呼気上昇相（中枢気道からの二酸化炭素呼出）
Ⅲ相（C～D）：呼気平坦相（末梢気道からの二酸化炭素呼出）
Ⅳ相（D～E）：吸気下降相（呼気吐き終わり～吸気始め）

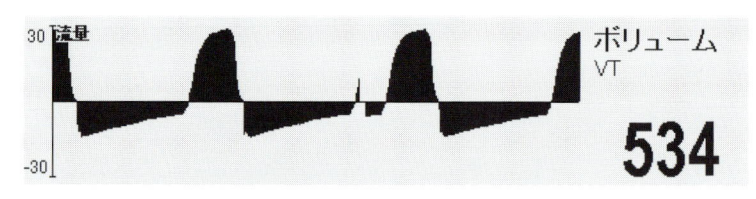

図10　麻酔器に搭載された換気量計

　メインストリーム方式は患者の口元にあるセンサーでCO_2を測定します。最近のセンサーは小型化され非挿管患者でも測定可能になっています。
　このほか、呼吸に伴う換気量は換気量モニターで測定できます（図10）。換気量モニターは通常麻酔器に付属しています。全身麻酔からの覚醒時には自発呼吸の回復をカプノメータ評価するとともに十分な換気量が得られていることを換気量モニターで評価して抜管します。

B. 酸素化モニター

　酸素化のモニターはパルスオキシメータが使用されます。
　パルスオキシメータは動脈血酸素飽和度（Sp_{O_2}）を非侵襲的かつリアルタイムに測定します。通常指先にセンサーを装着しますが、前額部や耳たぶ用の

表3 Sp_{O_2} に対応する Pa_{O_2}

Sa_{O_2}/Sp_{O_2} (%)	Pa_{O_2} (mmHg)
98	100
97	90
95	80
90	60
88	55
85	50
75	40
50	27

センサーもあります。Sp_{O_2} のほか、脈拍数を表示することができます。脈波形（プレシスモグラフ）を表示可能な機種もあります。

表3に Sp_{O_2} に対応する動脈血酸素分圧（Pa_{O_2}）を示します。

Sp_{O_2} の正常値は95％以上です。90％で Pa_{O_2} は約60 mmHg と危機的なレベルになるので目安にしましょう。速やかに酸素投与など何らかの対応を行う必要があります。

パルスオキシメータは簡便で有用なモニターですが、注意点もあります。体動は静脈を拍動させ測定値に影響を与えます。また、ショック状態のような末梢の循環が不良な状態では測定できないことがあります。マニキュアなどの使用や色素製剤（インドシアニングリーンなど）の投与も測定値に影響を与える可能性があります。測定値が異常である場合は、プレシスモグラフが表示される機種では心拍に一致した脈波形が表示されていることを確認しましょう。

3 体温モニター

手術中の患者は体温調節の機能が失われます。もし低体温になると、筋弛緩薬や麻酔薬の作用遷延、血小板機能の抑制、感染抵抗力の低下、術後タンパク代謝の抑制、心筋虚血などが起こりやすくなります。一方、高体温は、うつ熱や感染症、炎症の悪化など重篤な病態を起こします。このため体温のモニターは重要です。体温は基本的に中枢温を、食道、鼓膜、鼻咽頭や血液温で測定し

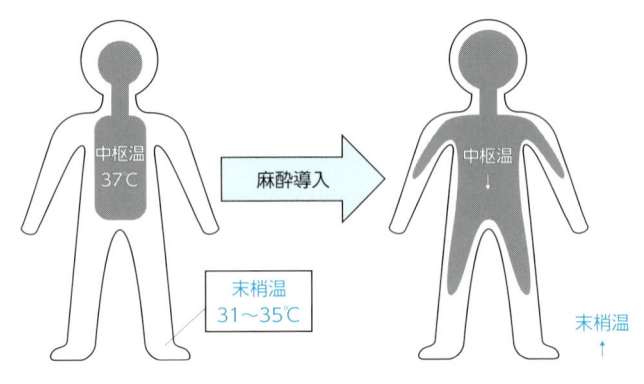

図11　麻酔導入後の末梢への体温の移動

ます。
　全身麻酔中は、麻酔薬による体温の再分布（血管拡張による末梢への体温の移動）（図11）、シバリングの抑制、大量の輸血や輸液などにより体温が低下しやすくなります（➡手術中の低体温はなぜ避けなければいけないのか？ 周術期管理の謎22．克誠堂出版；2015．参照）。
　一方、高体温は過剰な保温などで起こります。特に、小児では「うつ熱」といわれしばしば起こります。その他、術前からの感染、不適合輸血、アレルギー反応、悪性高熱、悪性症候群、甲状腺クリーゼなどの重篤な疾患が隠れていることもあります。
　中でも、悪性高熱は発生頻度はまれですが、起こってしまうと死に至る可能性があります。どんなに短い手術であっても体温をモニターすることが重要です。

〈MEMO：悪性高熱〉
　悪性高熱は常染色体優性の遺伝疾患です。術前に今まで麻酔による高熱や血尿が生じたことがないかの既往歴、家族歴の有無の問診が重要です。
　悪性高熱は、特定薬物（例えば、揮発性吸入麻酔薬：セボフルラン・イソフルランなど、脱分極性筋弛緩薬：スキサメトニウムなど）への曝露により筋細胞内カルシウム濃度が異常高値となり骨格筋の持続的収縮と代謝の亢進が生じることで、過剰な熱生産によって高熱になります。適切な治療を施さないと死に至る可能性があります。

診断基準は以下のとおりです。
Ⓐ 40℃以上の体温
Ⓑ体温上昇率が 15 分間に 0.5℃以上で最高体温が 38℃以上
①原因不明の頻脈・血圧変動・不整脈
②低酸素血症（Pa_{O_2} 低下、Sp_{O_2} 低下、Pv_{O_2} 低下）
③重篤な呼吸性・代謝性アシドーシス（P_{ETCO_2} 上昇、Pa_{CO_2} 上昇、Pv_{CO_2} 上昇、base excess 低下）
④ミオグロビン尿：ポートワイン様の赤褐色尿
⑤LDH、AST、ALT、CPK、血清 K の上昇
⑥異常な発汗
⑦新たな出血傾向

　麻酔中にⒶあるいはⒷに加え、①〜⑧のいくつかの症状を認めるものを劇症型悪性高熱症、麻酔中に①〜⑧のいくつかの症状を認めるが、ⒶもⒷも満たさないものを亜型悪性高熱症と分類されます。

　発症した場合は、吸入麻酔薬を使用している場合は静脈麻酔に切り替え、100% 酸素で換気、ダントロレンの投与（1 V：20 mg を 60 mL の蒸留水で融解）を 2〜3 mg/kg を約 10 分かけて静脈内単独投与し、体内・体外から全身を冷却します。また、アシドーシス、高カリウム（K）血症、不整脈などに対して対症療法を行う必要がある場合もあります。

SECTION 第9章 麻酔と脳

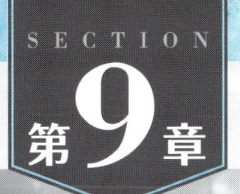

脳は麻酔薬のターゲット

　脳は麻酔薬の主なターゲットです。全身麻酔中は脳に確実に麻酔薬が供給され続ける必要があります。一方で、麻酔薬自体は脳の血流や代謝に影響を与えます。脳神経外科手術の麻酔ではこれらの要因を考えながら麻酔を維持していく必要があります。また、手術中の高度な血圧低下や心停止は脳に重篤な障害を与えます。この章では麻酔と脳について、脳循環代謝、脳波モニター、電気生理学的検査さらに術中覚醒の順に考えていきます。

1 脳についての基礎知識

　脳は重量としては体重の約2%ですが、脳血流量（cerebral blood flow：CBF）は心拍出量の16～18%に相当します。一方、脳酸素消費量（cerebral metabolic rate for oxygen：$CMRO_2$）は全身の酸素消費量の約20%に相当します。脳のエネルギー貯蔵量はわずかであり、何らかの原因でCBFが減少すると意識障害を来し、長時間続くと不可逆性の神経機能障害を生じます[1]。

　正常のCBFは、全脳で約50 mL/100 g/minです。

A. 脳血流の調節

1 自己調節

　正常の脳では一定の範囲の脳灌流圧（PP）（平均動脈圧－頭蓋内圧、ただし、頭蓋内圧亢進がない場合は平均動脈圧で代用する）の変化に対し、CBFが一

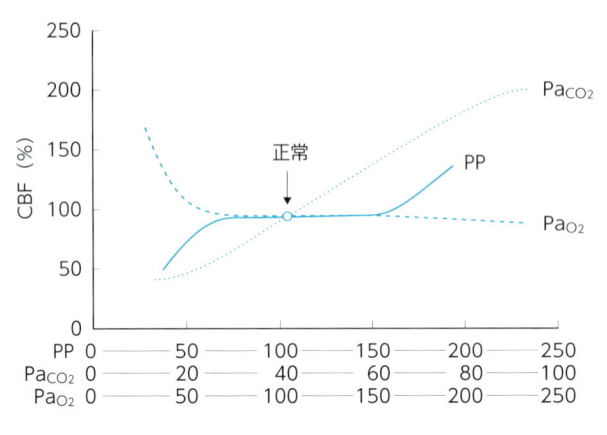

図1 脳灌流圧（PP），Pa_{CO_2}，Pa_{O_2} の変化に伴う脳血流量（CBF）の変化
(Michenfelder JD. 武下 浩，井上清一郎訳. 麻酔と脳. 東京：真興交易医書出版部；1991 より改変引用)

定に保たれます（図1）。この現象を自己調節（autoregulation）といいます。

　自己調節の上限は脳灌流圧で150〜160 mmHg、下限は50〜60 mmHg とされています。脳灌流圧が上限を超えると、CBF は血圧依存性に増加し、脳浮腫を起こします。下限以下になると、脳血流量は減少し脳虚血を来します。ただし、自己調節の上限、下限は Pa_{CO_2} や交感神経の緊張度などで影響を受けます。

■ 動脈血二酸化炭素分圧（Pa_{CO_2}）

　Pa_{CO_2} が上昇すると脳血管は拡張し、CBF は増加し、Pa_{CO_2} が低下すると脳血管は収縮し、CBF は減少します（図1）。Pa_{CO_2} の 20〜80 mmHg の範囲での 1 mmHg の増減に対し、CBF は約 2〜4%（1〜2 mL/100 g/min）増減します。したがって、Pa_{CO_2} 80 mmHg で CBF は正常のほぼ 2 倍に、Pa_{CO_2} 20 mmHg で CBF は正常の約 1/2（20 mL/100 g/min）に減少します。Pa_{CO_2} 80 mmHg 以上では脳血管は最大に拡張するため、それ以上 Pa_{CO_2} が上昇しても CBF は増加しません。一方、Pa_{CO_2} を 20 mmHg 以下に下降させても、Pa_{CO_2} の低下による脳血管収縮が組織低酸素をもたらし脳血管拡張性に働くため、脳血流はそれ以上低下しません。

　二酸化炭素（CO_2）に対する脳血管の反応性は、頭部外傷、くも膜下出血や

虚血性脳血管障害の重症例では障害されます。臨床使用濃度の吸入麻酔薬あるいは静脈麻酔薬では CO_2 反応性は保たれます。

ⅲ 動脈血酸素分圧（Pa_{O_2}）

Pa_{O_2} が 50 mmHg 以下になると CBF は著明に増加します（図1）。20～80% 酸素吸入下では CBF は変化しませんが、80～100% 吸入では 10～12% 減少します。

ⅳ 病的状態における脳循環

脳血管障害、脳外傷など脳障害疾患の病態の中心となるものは虚血、低酸素および脳浮腫です。不可逆性障害を最小限にとどめるためいろいろな病的状態における脳循環や、生理学的諸因子に対する脳血管の反応性を理解しておく必要があります。

特に注意したいのは盗血現象です。これは、健常部と病巣部の脳血管の反応性の違いにより起こります。障害部の血管は、血管拡張薬や高 CO_2 に対しての反応が失われています。血管拡張薬や高 CO_2 になったときは健常部の血管のみが反応して拡張し、障害部位では血流が減少します。

例えばもやもや病の小児では、手術前の興奮などで過換気になると脳全体の脳血流量が低下し脳虚血となる可能性があります。しかし、前投薬を過量に投与して低換気とするのも盗血現象が起こり好ましくありません。脳障害のある患者では正常換気を保つことが重要です。

2 麻酔薬と脳

麻酔薬は脳血流量と代謝に影響を与えます。

A. 吸入麻酔薬

吸入麻酔薬は脳血流量を軽度増加させます。この作用は濃度依存性で 1 MAC を超えると顕著となります。血流増加作用は、ハロタン＞デスフルラン

≒イソフルラン＞セボフルランの順です。脳代謝は濃度依存性に抑制されます。

　脳血流量の CO_2 反応性は保たれています。したがって吸入麻酔薬で軽度脳血流量が増加するとしても、軽度過換気とすることで相殺することができます。血圧の変化に対する自己調節は濃度依存性に障害されます。自己調節能抑制効果は、ハロタン＞デスフルラン≒イソフルラン＞セボフルランの順です。したがってセボフルランは最も脳血流量に影響を与えない吸入麻酔薬といえます。

B. 静脈麻酔薬

　プロポフォールは用量依存性に脳血流と脳代謝を抑制します。デクスメデトミジンとミダゾラムも同様です。

　ケタミンでは脳代謝は維持され、脳血流は増加します。このため頭蓋内圧亢進患者では使用できないとされてきましたが、プロポフォールとの併用下であれば安全に使用できるとされています。その他のオピオイドや筋弛緩薬の脳血流・代謝に及ぼす影響は軽微です。

3 中枢神経モニター

A. BIS モニター

　中枢神経モニターとして広く使用されているのは Bispectral index（BIS）モニターです（▶BIS モニターはルーチンで使用すべきか？ 周術期管理の謎 22．克誠堂出版；2015．全身麻酔中の脳波モニターの見方．麻酔科医のための知っておきたいワザ 22．克誠堂出版；2014．参照）。

　麻酔深度の指標として脳波をモニターすることはこれまでも試みられてきました。脳波は全身麻酔薬の中枢神経への効果、主として鎮静度に応じて変化します。しかし、全身麻酔中に脳波を記録することは煩雑で、またその解釈には

一定の経験が必要でした。BIS は使い捨ての脳波電極を前額部へ貼付するという方法で良質の脳波を簡便に測定可能とし、脳波を解析して患者の鎮静度を数値化し表示することで誰でも使えることから急速に普及しました。

■ BIS モニターの理解

BIS モニターは脳波を解析し、患者の鎮静度（麻酔薬の中枢神経への作用）を 0〜100 の数字で表示します。通常、BIS 値が 100〜90 が覚醒状態、80〜65 が鎮静で、全身麻酔では 65〜40 の間に維持することが勧められています。30 以下では脳波は burst suppression となり、ゼロが平坦脳波を示します。

BIS 値の算出法の詳細は公開されていません。これまでに公開されている資料では、脳波はまずデジタル化されアーチファクトを除去されます。次に、平坦脳波の検出と高速フーリエ解析が行われます。平坦脳波の割合は burst suppression ratio（BSR）と定義されます。高速フーリエ解析により、relative beta ratio（BetaRatio）と relative synchrony of fast and slow wave（SynchFastSlow）が計算されます。これらのパラメータを患者の鎮静度に応じて使い分けることで 0〜100 の BIS 値が算出されます。筆者らの検討[2]では、BetaRatio は、覚醒から浅麻酔での γ 波の消失と α 波の増加を反映し、意識が消失する前後の指標として BIS の算出に使用されていると考えられました。一方、SynchFastSlow は、これまで用いられてきた脳波パラメータである spectral edge frequency（SEF）とよく相関し、麻酔薬の作用による脳波の徐波化の程度を評価していると考えられました。臨床麻酔深度では BIS はほぼ SEF と同様に変化します。

BSR は平坦脳波の割合を示し、深麻酔の指標として使用されています。BSR が 100 のとき BIS はゼロになります。

■ 麻酔薬と脳波変化

具体的に麻酔薬で脳波はどのように変化するでしょうか？ 図 2 はセボフルラン麻酔中の脳波を示しています。セボフルラン濃度が 1.0〜1.5% では脳波は漸増漸減を繰り返す 10 Hz 程度の周波数の波が主体です。これを睡眠紡錘波（spindle wave）といい適切な麻酔深度の指標になります。1.0% では BIS 38、1.5% では BIS 36 とほぼ同じです。しかし、脳波波形をみると 1.5% の方がより高振幅の波となっています。一般的に鎮静度と振幅は相関があり、高

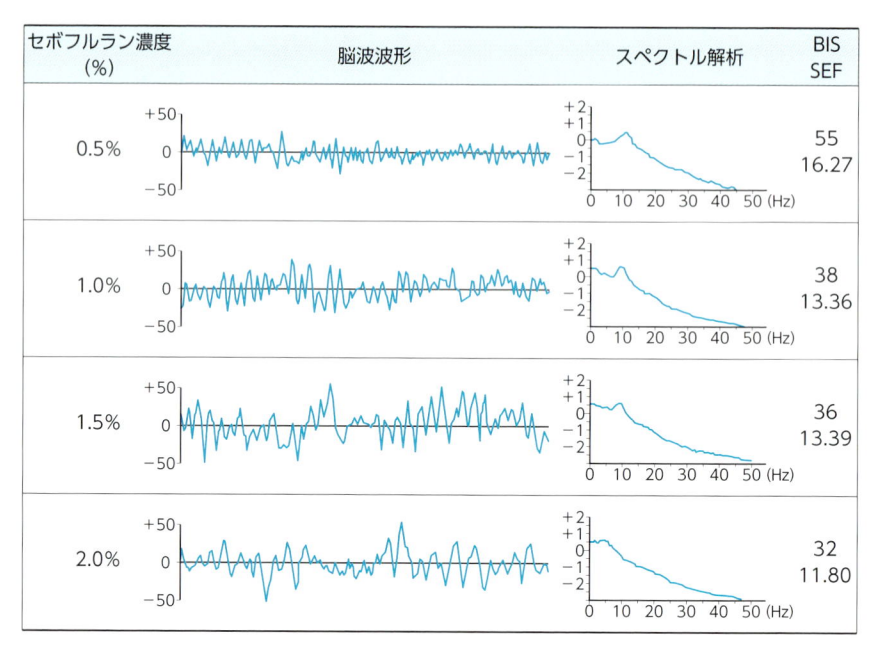

セボフルラン濃度 (%)	脳波波形	スペクトル解析	BIS SEF
0.5%			55 16.27
1.0%			38 13.36
1.5%			36 13.39
2.0%			32 11.80

図2　セボフルラン麻酔中の脳波変化

振幅になるほど鎮静度が深くなります。このようにBISの値だけでなく波形にも注意することで、より適切な鎮静度を得ることが可能になります。0.5%ではより低振幅で周波数も高くなります。低振幅の速波は浅い鎮静度を示します。一方、2.0%ではspindle waveはみられるもののより周波数の低い徐波が中心となります。この幅の脳波がみられたら過鎮静と判断します。デスフルラン麻酔中の脳波変化はセボフルランと同様です。

プロポフォール麻酔時の脳波もほぼ同様です（図3）。$3.5\,\mu g/mL$では脳波は群発抑制（burst and suppression）となり過鎮静であることを示します。これ以上の濃度では平坦脳波となります。

当然脳波にも個人差があります。図4はプロポフォールでBIS 40台が得られている状態での脳波波形です。AやBでは典型的なspindle waveがみられていますが、CやDでは低振幅で脳波波形の判断が困難です。すべての患者で典型的な脳波波形がみられるわけではないことを頭に入れておく必要があります。特に高齢者や脳障害の既往のある患者ではDのような波形が多くなり

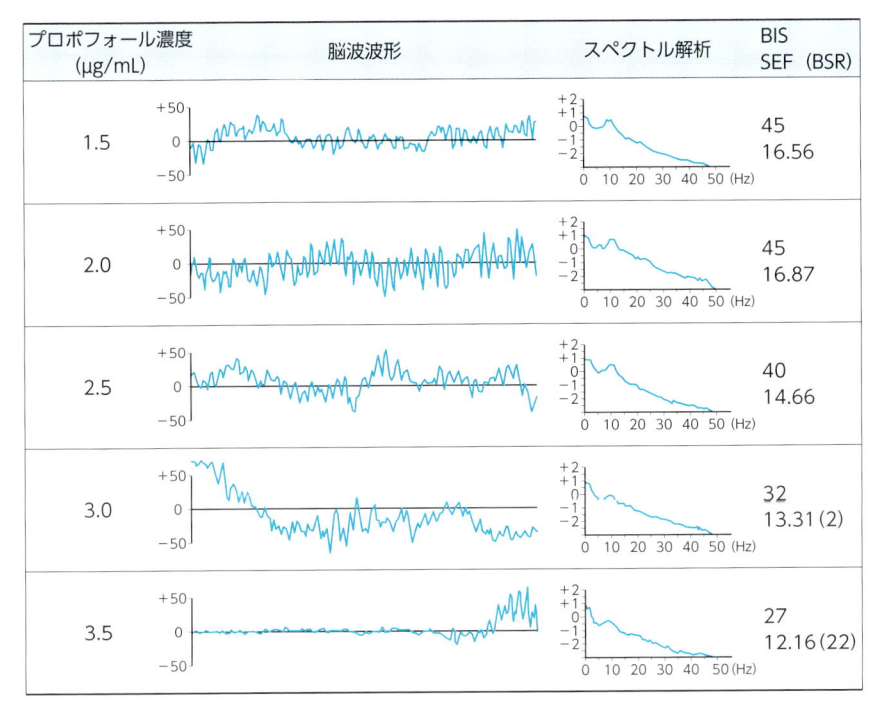

プロポフォール濃度 (μg/mL)	脳波波形	スペクトル解析	BIS SEF (BSR)
1.5			45 16.56
2.0			45 16.87
2.5			40 14.66
3.0			32 13.31 (2)
3.5			27 12.16 (22)

図3　プロポフォール麻酔中の脳波変化

ます。

ⅲ 脳波モニター使用上の注意点

　脳波モニターを全身麻酔中使用する場合、麻酔薬以外の要因が脳波やBIS値の算出に影響を与えることがあり注意が必要です。

　筋電図、ペースメーカや温風式患者加温器などのノイズはBIS値を上昇させます。BISは術中覚醒を防ぐためfail upwardで設計されているといわれています。何らかの原因で脳波の評価が困難な場合、BISは高めの値をとることがあります。しかし、脳の低酸素や低体温は脳波を徐波化あるいは平坦脳波化しBISを低下させます[3]。浅麻酔時に強い侵害刺激を受けた場合や、麻酔の導入時には巨大なδ波がみられる（paradoxical arousal）ことがあり、BISは異常低値をとります[4]（図5）。この状態は本来は強い侵害刺激によりBISは上昇しないといけないのに低値となっているので注意が必要です。BISが30以下

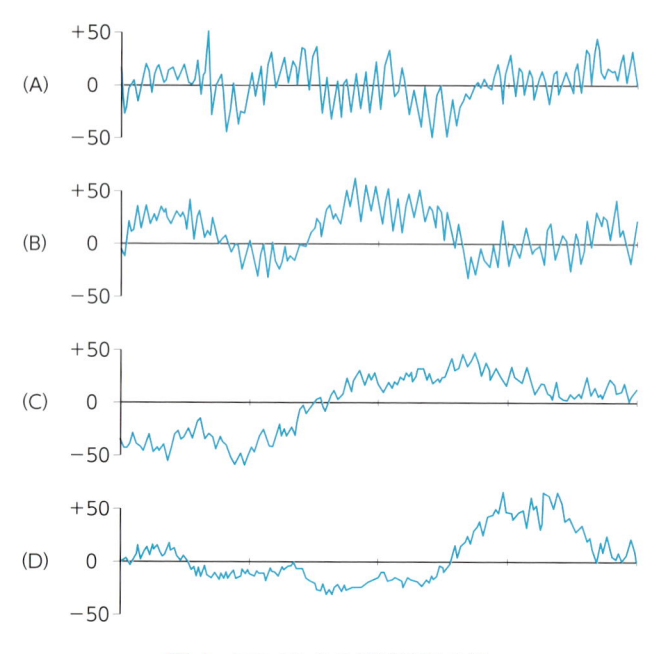

図4 BIS 40台の脳波波形の例
(A)と(B)では典型的な spindle wave がみられている．(C)や(D)では低振幅で spindle wave の有無を判断するのは難しい．

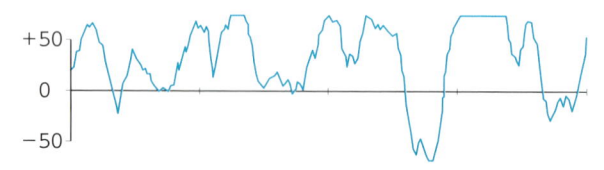

図5 開腹手術中にみられた paradoxical arousal
強い腹膜牽引で脳波波形が巨大 δ となり，BIS は 10 台まで低下した．フェンタニルの追加投与で BIS は上昇した．

表1 手術中に用いられる電気生理学的検査の例

	MEP	SEP	ABR	その他
内頸動脈手術	○	○		脳波，NIRS
聴神経腫瘍			○	
神経血管減圧術			○	
脳動脈瘤クリッピング	○	○		
脳腫瘍	○	○	○（テント下）	脳神経モニター（テント下）
脊髄手術	○	○		
下行大動脈瘤	○	○		

表2 電気生理学的検査と麻酔薬

	ABR	SEP		MEP	
		潜時	振幅	潜時	振幅
プロポフォール	→	↑	↓	→	↓
ミダゾラム	→	↑	↓	→	↓
ケタミン	→	→	↑	→	↑
セボフルラン	→	↑	↓	↑↑	↓↓
レミフェンタニル	→	→	→	→	→

になる場合には、通常は平坦脳波の割合を示す BSR が上昇することと特有の波形（巨大 δ 波）で鑑別します。

B. 中枢神経電気生理学的検査

近年、脳神経外科や心臓血管外科、脊髄手術では運動誘発電位などの神経電気生理学的検査がよく行われます（表1）。これらの検査は手術中の中枢神経障害を予防する目的で行われますが、麻酔薬の影響に注意が必要です（表2）。

1 運動誘発電位（MEP）

運動誘発電位（motor evoked potential：MEP）は、経頭蓋あるいは脳表から大脳の運動野を電気刺激し、上肢や下肢の誘発筋電図を記録する方法です。運動野から末梢までの遠心路上の障害を検出する目的で行われます。脳神経外科手術では、運動野近傍の脳腫瘍手術、脳動脈瘤クリッピング、あるいは脳幹

の手術で、その他脊髄の障害を検出するために脊髄手術や大動脈瘤手術で用いられます。

　吸入麻酔薬は MEP を抑制します。プロポフォールの MEP に対する影響は吸入麻酔薬よりも少ないので MEP をモニターする症例ではプロポフォールを用いた全静脈麻酔（total intravenous anesthesia：TIVA）が原則です。デスフルランはセボフルランよりも MEP の抑制が少なく、例えば 0.5 MAC のデスフルランは MEP を抑制しなかったという報告がありますが、高濃度では抑制されますので現在のところ一般的ではありません。ケタミンは MEP への影響が少ないので補助的に使用可能です。レミフェンタニルは MEP への影響はほとんどありません。

　一方、筋電図を記録することから筋弛緩薬の使用が制限されます。筋弛緩モニター下に T1 を 10% 程度に保てば記録可能とされますが、確実にモニターするには筋弛緩薬を用いない麻酔管理が必要になります。

■ その他の誘発電位

　感覚誘発電位（sensory-evoked potential：SEP）は上肢あるいは下肢の感覚神経を刺激することにより誘発される電位で、末梢神経から脊髄、脳幹、視床、皮質に至る神経路の機能障害の診断に用いられます。中心溝の前後で波形の位相逆転がみられることから、中心溝の位置を同定し運動野の位置を推測する目的でも使われます。

　視覚誘発電位（visual-evoked potential：VEP）は発光ダイオード（light-emitting diode：LED）を用いた光刺激により誘発される電位です。視覚路に障害が加わる可能性がある手術で用いられます。SEP と VEP は吸入麻酔薬で抑制されるのでプロポフォールを用いた TIVA を選択します。

　聴性脳幹反応（auditory brainstem response：ABR）は、耳から音刺激を与えて誘発される電位〔聴覚誘発電位（auditory-evoked potential：AEP）〕のうち、潜時が 8 ms くらいまでの短潜時の部分です[5]。Ⅰ波からⅦ波までが記録され主として脳幹部に由来します。聴神経腫瘍摘出術や、微小血管減圧術などで聴神経を直接あるいは小脳の牽引により間接的に障害する可能性のある手術で用いられます。麻酔薬の影響を受けにくく、ABR 単独のモニターの場合は麻酔薬の制限はありません。

4 脳神経外科手術の麻酔

　脳神経外科手術の麻酔は患者の病態と麻酔薬の脳循環・代謝への影響、および電気生理学モニターの活用を考えながら行う絶好の機会です。

　まず脳神経外科手術といっても、脳腫瘍や脳出血など頭蓋内圧が亢進している症例と逆に内頸動脈内膜剥離術や脳血管バイパス術のような虚血性脳疾患の手術ではその病態は大きく異なります。しかし、いずれの症例でも基本は血圧と換気のコントロールです。血圧の上昇は頭蓋内圧を亢進させますが、逆に血圧低下は脳血流量の低下をまねきます。

　換気は正常換気が原則ですが、吸入麻酔薬を使用する場合は軽度過換気として脳血液量の上昇を抑制することもあります。開頭時の脳の状態で判断します。

　術前には患者の状態とともに手術中の電気生理学的モニターの予定について確認します。MEPを用いる症例ではTIVAで麻酔を予定します。筋弛緩薬は麻酔導入時のみの使用にとどめます。ABRのみであれば吸入麻酔薬も使用可能です。早期覚醒を重視すればデスフルランを選択します。

　手術中は脳の腫脹の状態、および電気生理学的検査の状況を確認します。脳が腫脹していれば軽度過換気あるいはマンニトールを使用します。プロポフォール使用時は、過換気の脳血流に与える影響は少なく、逆に過度に脳血流量が低下する懸念があるので正常換気を維持します。MEP測定を良好に行うには一定の麻酔深度を維持する必要があります。開頭中はプロポフォールの目標血中濃度は不必要に変えてはいけません。筋弛緩薬を使用しないことから体動を抑制するために十分なレミフェンタニル投与が必要です。

　手術後は、可能であれば早期に覚醒させて神経学的異常の有無を確認します。しかし、手術中の状態によっては手術後も鎮静を継続します。モニターでは分からなかった障害を生じている可能性もありえます。最終的には脳神経外科医とのコミュニケーションが重要になります。

5. 術中覚醒

　術中覚醒とは、全身麻酔中の明らかな知覚の記憶と定義することができます。記憶には潜在性記憶と顕在性記憶がありますが、一般的に術中覚醒という場合は顕在性記憶についてです。ターニケットを用いて筋弛緩薬が上肢に届かないようにしておいて、手術中に指示に応じて手が握れるかどうかを確認する isolated forearm technique を用いると 10% を超える反応が得られますがそのほとんどは術後に術中の記憶はありません。その意味では全身麻酔中に記憶があっても単に顕在性記憶として残っていないだけということなのかもしれません。一方で明らかな術中覚醒の体験はその後、心的外傷後ストレス障害 (posttraumatic stress disorder：PTSD) を生じることが分かっており避けなければいけません。

■ 頻度と原因

　術中覚醒の頻度は、報告によっても異なりますが 0.1〜0.2% とされています[6]。

　術中覚醒の原因は相対的な鎮静薬あるいは鎮痛薬の不足ですが、この中にはルートトラブルなどの人為的な要因と麻酔薬に対する感受性など患者側の要因が含まれます。

　鎮静薬としての吸入麻酔薬、あるいは静脈麻酔薬の不足は術中覚醒の原因となります。Avidan ら[7]は呼気吸入麻酔薬濃度を 0.7〜1.3 MAC に維持すると、術中覚醒の頻度は BIS モニターを使用した群と変わらなかったと報告しています。吸入麻酔薬を使用する場合は、呼気麻酔薬濃度を一定の範囲に維持することが重要です。

　鎮痛薬としてのオピオイドの使用は吸入麻酔薬の MAC を低下させます。しかし、MAC awake はほとんど低下しないため、高用量のオピオイドを使用した麻酔では MAC-BAR、MAC、MAC awake の差がなくなってしまいます。このことは患者の意識があっても循環の変動を伴わない場合があることを意味しています。従来の血圧を指標とした麻酔管理では現在のバランス麻酔には対応できない場合があることを知っておく必要があります。

ルートトラブルや薬液の溶解ミスは術中覚醒の原因となりえます。特にすべての麻酔薬を静脈ルートから投与する TIVA ではルートトラブルは致命的です。薬液の溶解ミスは特にレミフェンタニルで起こります。ミスが起こらないように薬液の溶解とその使用法については院内で統一しておく必要があります。

ii 予 防

　術中覚醒の予防にはいくつかの方法が考えられます。
　まず、術前診察でこれまでの手術での術中覚醒の有無について問診します。もし、術中覚醒の経験があれば、覚醒の状況を聞くとともに、可能であれば使用した麻酔薬についての情報を得てから麻酔を計画したいところです。例えば前回 TIVA で術中覚醒を起こしていれば、吸入麻酔薬を使用するなどの対策を行います。患者が PTSD の症状がないかどうかも確認しましょう。
　術中の麻酔管理については、吸入麻酔薬を使用する場合は一定の呼気麻酔薬濃度を維持することが重要です。セボフルランを使用する場合は、術中気化器内の麻酔薬が空になるなどのトラブルの可能性があります。麻酔ガスモニターで呼気麻酔セボフルラン濃度が 0.7 MAC 以下にならないようにアラームを設定しておくのが安全です。デスフルランは、気化器内の麻酔薬が空になるとアラームが作動するのでより安全です。血圧低下時など麻酔薬濃度を下げたくなりますが、全身麻酔中は 0.7 MAC 以上の呼気麻酔ガス濃度を維持することが重要です。
　TIVA の場合は、まずルートトラブルのないように確実な末梢ルートを確保します。メインルートから麻酔薬を投与する場合、輸液がなくなると薬物の投与も中断してしまいます。輸液の投与状態を常に確認することと、できるだけ患者に近い部位から麻酔薬を投与します。筆者の施設では静脈留置針近くの側管から薬物を投与することにしています。逆流防止弁を付ける場合はその上流にします。
　次に、BIS モニターなどの脳波モニターを必ず使用します。TIVA では BIS モニターの使用により術中覚醒の頻度を低下させることが報告されています。TIVA では麻酔維持に必要なプロポフォール濃度の個人差が大きく、吸入麻酔薬のように＊MAC 以上使用すれば術中覚醒の可能性が非常に低いという目安がありません。患者によっては非常に高濃度のプロポフォールを必要とするこ

とを常に頭に入れておく必要があります。

　手術後の診察では術中覚醒の有無について確認します。疑わしい症例があれば後日もう一度確認しましょう。この結果術中覚醒が疑われれば、早期に専門医に紹介しその後のフォローを行います。

【文　献】

1) 森本康裕, 坂部武史. 脳循環, 代謝, 脳虚血と神経細胞傷害. 麻酔科学スタンダードⅢ 基礎. 小川節郎, 新宮　興, 武田純三ほか編. 東京：克誠堂出版；2004. p.110-23.
2) Morimoto Y, Hagihira H, Koizumi Y, et al. The relationship between bispectral index and electroencephalographic parameters during isoflurane anesthesia. Anesth Analg 2004；98：1336-40.
3) Morimoto Y, Monden Y, Ohatake K, et al. The detection of cerebral hypoperfusion with bispectral index monitoring during general anesthesia. Anesth Analg 2005；100：158-61.
4) Morimoto Y, Matsumoto M, Koizumi Y, et al. Changes in the bispectral index during intraabdominal irrigation in patients anesthetized with nitrous oxide and sevoflurane. Anesth Analg 2005；100：1370-4.
5) 森本康裕, 坂部武史. 聴覚誘発電位. 麻酔 2006；55：314-21.
6) Sebel PS, Boedle TA, Ghoneim MM, et al. The incidence of awareness during anesthesia：a multicenter united states study. Anesth Analg 2004；99：833-9.
7) Avidan MS, Zhang L, Burnsie BA, et al. Anesthesia awareness and the bispectral index. N Eng J Med 2008；358：1097-108.

第10章 麻酔の実際

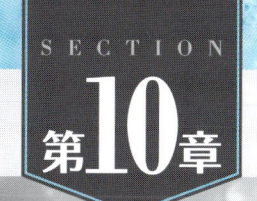

　ここまでで全身麻酔のパーツとしての吸入麻酔薬、静脈麻酔薬、オピオイド、区域麻酔、筋弛緩薬、さらにモニターについて解説してきました。そこでこれらをどのように使って全身麻酔を行っていくのか、具体的な麻酔法について考えていきます。

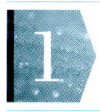

1 術前評価

　麻酔とは単に患者を眠らせる仕事ではありません。まず術前の評価により、患者の状態、予定されている手術を確認し、適切な麻酔計画を立てていく必要があります。

A. 術前診察

　多くの施設では手術の前日に術前診察を行い患者を評価していると思います。まず、この段階で不足している検査はないかを考えましょう。血液検査の漏れや心臓超音波検査が必要なのに行われていなかったなどいくつかの可能性が考えられます。追加検査のオーダーを行うのはもちろんですが、心臓の超音波検査であれば自分で行ってもよいでしょう（経胸壁心臓超音波検査、麻酔科医のための知っておきたいワザ22．克誠堂出版；2014．参照）。

B. 麻酔計画

■ 鎮静、鎮痛、筋弛緩の選択

　次に麻酔計画です。考えないといけないのは、鎮静、鎮痛、筋弛緩のそれぞれの計画です。主として使用する麻酔薬として、吸入麻酔系とプロポフォールのうちどちらを選択するかにはいくつか考えておくポイントがあります。積極的にプロポフォールを選択するのは、手術中の電気生理学的検査のために吸入麻酔薬が使用しにくい症例です。また、前回の麻酔で術後に悪心・嘔吐の既往がある症例もプロポフォールが適応になります。逆に、麻酔導入時に確実な静脈路確保が困難と予想される場合は吸入麻酔薬が適応になるでしょう。その他の症例は両者の長所・短所や自分の経験を考慮して選択します。

　吸入麻酔薬としてセボフルランにするかデスフルランにするのかについてもいくつかのポイントがあります。セボフルランとデスフルランの違いは覚醒です。セボフルランとデスフルランでは麻酔覚醒までの時間には大きな差はありませんが、覚醒濃度以下への低下速度はデスフルランが速くなり、特に麻酔時間が長くなった場合に差が大きくなります。したがって長時間の手術、特に速やかな覚醒が要求される脳外科手術（電気生理学的モニターを使用しない場合）や予備力の少ない高齢者、あるいは日帰り手術などではデスフルランが適しています。一方で、デスフルランは吸入で麻酔導入することができません。静脈路の確保が困難であり吸入で導入する必要があればセボフルランを選択します。

　鎮痛法については、区域麻酔の適応はあるかがポイントです。それに従って術後鎮痛法まで考えておく必要があります。

■ 麻酔薬以外

　麻酔薬以外では、気道確保法とモニター、中心静脈路の必要性について検討します。気道確保法としては、気管挿管と声門上器具があります。何でも気管挿管ではなく、適応があれば声門上器具を積極的に活用しましょう（　声門上器具の選択と使い方．麻酔科医のための知っておきたいワザ22．克誠堂出版；2014．全身麻酔時になぜ声門上器具を使用するのか？　周術期管理の謎22．克誠堂

出版；2015．参照)．声門上器具は，気管挿管と比べて低侵襲で挿入できるので挿入時の循環変動が少なく，術後の咽頭痛が少ないという長所があります．また，換気や挿管困難時の対応のために日常から声門上器具の使用に慣れておく必要があるというのも選択の理由です．もちろん短所もありますので，適応についてよく検討して使用します．

Ⅲ 術前指示

麻酔計画とともに術前の指示を出します．特に術前の絶飲食時間と内服薬が重要です．術前の絶飲食時間は日本麻酔科学会のガイドラインに従って最低限とします（➡術前飲食．麻酔科医のための知っておきたいワザ22．克誠堂出版；2014．参照)．内服薬では降圧薬のような循環作動薬をどうするのかが特に重要です．近年，高血圧に対して処方されることの多いアンジオテンシン受容体拮抗薬やACE阻害薬の手術当日の内服に関しては長所と短所があります（➡手術当日のACE阻害薬，ARBは中止すべきか？ 周術期管理の謎22．克誠堂出版；2015．参照)．それらをよく考えて内服の指示を出しましょう．

麻酔計画が立ったら患者に説明して同意を得ます．区域麻酔の併用については患者の同意が得られない可能性もあります．その場合は麻酔計画を再考します．

2 麻酔の実際

A. 吸入麻酔を使用する場合

実際の麻酔の進行を吸入麻酔薬を使用する場合について考えていきます．

ⅰ 導 入

吸入麻酔薬による麻酔導入には，静脈麻酔薬で入眠させてから吸入麻酔薬の投与を開始する方法と，吸入麻酔薬による吸入で導入する方法があります．吸入による麻酔導入は，小児や成人でも末梢静脈路確保が困難である症例で用い

られセボフルランを使用します。通常は静脈麻酔で入眠後吸入麻酔の投与を開始します。

確実な静脈路を確保後、酸素投与を開始し、静脈麻酔薬を投与します。麻酔の導入には、プロポフォールやミダゾラム、チオペンタールなどを用います。また気管挿管時の循環変動を抑制するためにレミフェンタニルを併用します。

プロポフォールを使用する場合、血管痛を抑制するためレミフェンタニルを先行投与するとよいでしょう。レミフェンタニル $0.4 \sim 0.5 \mu g/kg/min$ で3分間投与後、プロポフォールを $1 \sim 2 mg/kg$ 投与します。患者の意識消失を確認したらロクロニウム（$0.6 \sim 1 mg/kg$）を投与し、マスク換気を開始します。レミフェンタニルは $0.25 \mu g/kg/min$ に減量し、ロクロニウムの作用発現後（約2分後）に気管挿管します。気管挿管するまで麻酔薬を吸入させてもよいでしょう。セボフルランでは5％と高濃度の吸入が可能ですが、デスフルランは気道刺激性があるため3％から開始し少しずつ濃度を上げていきます。マスク換気時に吸入麻酔薬を使用しない場合は、プロポフォールを再度 $1 mg/kg$ 追加してから気管挿管します。

麻酔薬の吸入開始初期は血流の豊富な臓器への取り込みが多いので、気管挿管後は吸入麻酔薬濃度を1 MAC程度に設定し新鮮ガス流量は手術開始までは $6 L/min$ とします。

麻酔導入後にはしばしば血圧が低下します。レミフェンタニルによる血圧低下は末梢血管の拡張が主なので、輸液負荷をしながらフェニレフリン（$0.05 \sim 0.1 mg$）あるいはエフェドリン（$4 mg$）を静注します。吸入麻酔薬濃度を必要以上に下げてはいけません。

❷ 維　持

麻酔維持期は、吸入麻酔薬で十分な鎮静を得たうえで、レミフェンタニルなどで手術侵襲に応じた鎮痛を図ることが重要です。手術執刀時に $0.25 \mu g/kg/min$ 程度として、手術執刀後に血圧・心拍数・BISが変化しないように適宜増減します。

レミフェンタニルと併用する吸入麻酔薬の濃度は $0.7 \sim 0.8$ MACが一般的です。この濃度はMAC awakeの約2倍と考えることもできます。この程度の濃度を維持すれば術中覚醒の頻度が少ないことも報告されています。BISモニターを参考に適宜調節する必要がありますが、セボフルランでは $1.2 \sim 1.5\%$、

デスフルランでは 4.2〜5% 程度が目安になります。若年者では高めに、高齢者ではこれよりも低めで維持することが可能です。維持すべきなのは気化器の目盛りや吸入濃度ではなく、呼気濃度です。呼気濃度は通常吸入濃度よりも少し低く、吸入濃度と呼気濃度の差は麻酔時間とともに小さくなっていきます。ガスモニターをみながら適宜気化器の設定を変更します。デスフルランは時間あたりの使用量が多くなるので新鮮ガス流量は 1 L/min あるいはそれ以下の低流量麻酔で使用しましょう。

iii 覚　醒

　覚醒に向けて考えることは、まずレミフェンタニル以外の方法で鎮痛を得ることです。アセトアミノフェンを 1,000 mg 静注を基本にして、フェンタニル 100〜200 μg 程度の投与や創部の局所浸潤麻酔を考慮します。硬膜外麻酔を術後に使用する場合は、手術終了時に十分な効果が得られるように投与計画を立てます。

　通常の手術では、手術が終了しても術後の X 線撮影などのためにすぐに麻酔を覚醒させることができません。手術が終了したら吸入濃度を 0.5 MAC 程度まで下げてそのまま維持します。レミフェンタニルも 0.05〜0.1 μg/kg/min 程度を継続すると覚醒時に挿管チューブの刺激を抑制することができます。

　手術部の X 線撮影と確認、手術機材やガーゼカウント確認後に麻酔薬の投与を中止します。吸入麻酔からの覚醒で最も重要なのは換気です。換気を制限して自発呼吸の出現を促す方法もありますが、患者が覚醒するまで人工呼吸を継続する方法が確実で速やかな覚醒を得ることができます。覚醒時には通常純酸素とし、新鮮ガス流量は 10 L/min 程度とします。呼気濃度よりも脳内濃度の低下が遅れることから通常呼気濃度がセボフルラン 0.2%、デスフルラン 0.6% 程度で覚醒します。覚醒までにスガマデクスを投与しておきます。

　患者を覚醒させる際は、患者への呼びかけと軽く肩をたたく程度にします。強い刺激で覚醒させると抜管後に刺激がなくなったときに再入眠してしまうことがあります。声門上器具で気道確保している症例では強い刺激は声門を閉鎖させ危険です。患者の意識が出たら、呼吸数、1 回換気量、さらに筋弛緩モニターを付けていれば TOF 90% 以上であることを確認後抜管します。

　覚醒後に注意すべきは患者の呼吸状態です。通常の換気が維持されていれば問題ありませんが、換気が制限されると血液中に還流する麻酔薬により、脳内

濃度は再度上昇し患者が再入眠する可能性があります。

B. 全静脈麻酔（TIVA）の場合

麻酔維持が TIVA の場合も大きな差はありません。

■ 導　入

TIVA の場合は維持に必要な濃度の個人差がプロポフォールで大きいために適切な維持目標血中濃度の決定がポイントです。

まず、TCI の初期目標血中濃度は 3 μg/mL に設定します。これで就眠が得られなければ徐々に目標血中濃度を上げるとよいでしょう。麻酔導入時に患者就眠時のプロポフォール効果部位濃度を評価したら、その濃度の 2 倍を目安に維持濃度を設定します。その後は BIS を参考にして目標血中濃度を適宜変更します。BIS 値としては 40〜50 程度で、spindle wave が連続的に出現することを目標にします。

■ 維　持

麻酔維持中は吸入麻酔薬のとき以上に鎮痛に注意します。レミフェンタニルと区域麻酔で確実な鎮痛を図ります。鎮痛の不足は、血圧、心拍数の上昇を来し対応が遅れると患者の体動となって手術の妨げになります。

BIS モニターでは BIS 値以外にも注意点があります。波形としては図1のような spindle wave が連続的にみられるかどうかです。EMG は筋電図レベルを示します。筋電図の混入は前額部に力が入っていることを示し、筋弛緩の不足以外に鎮痛が不足している可能性があります。体動の前には EMG が上昇します。

SR は平坦脳波の割合を示し、通常はゼロです。SR の上昇は深麻酔を示します。

■ 覚　醒

覚醒での吸入麻酔薬との違いは換気の影響です。TIVA の場合は換気は覚醒に影響しません。したがってやや低換気として自発呼吸の出現を促すことも可能です。CSHT の概念で分かるように TIVA からの覚醒は時間に依存します。

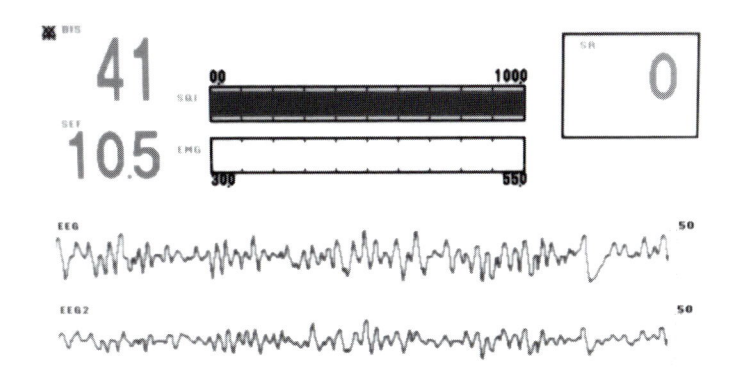

図 1　TIVA で麻酔維持中の BIS モニター
BIS 値以外に波形，EMG（筋電図），SR（平坦脳波の割合）を確認する．

手術終了前には BIS が 60 を超えない範囲で目標血中濃度を低下させておくと速やかな覚醒を得ることができます．

3　術後鎮痛法

術後管理で麻酔科医が最も関与するのは術後鎮痛です．

■ アセトアミノフェン

まず、術後鎮痛の基本はアセトアミノフェンあるいは NSAIDs です．アセトアミノフェンは 1,000 mg（体重 50 kg 以下の患者は 1 回 15 mg/kg を上限）を 6 時間ごとに投与します．鎮痛の不足時はフルルビプロフェン 50 mg を追加投与で対応します．経口投与が可能になれば NSAIDs の経口投与に変更します．体表面の小手術であればこれに、手術中使用したフェンタニルの残存効果、創部の局所浸潤麻酔で対応可能です．

■ 区域麻酔

より侵襲の大きな手術では区域麻酔あるいはオピオイドの全身投与を併用します．

区域麻酔としては硬膜外麻酔あるいは末梢神経ブロックを選択します。症例や患者の状態によってどちらかを選択します。硬膜外麻酔ではカテーテルを挿入して持続硬膜外鎮痛を、神経ブロックでは単回投与あるいはカテーテルを挿入して持続末梢神経ブロックとします。

■ オピオイド

　術後鎮痛に用いるオピオイドはフェンタニルあるいはモルヒネです。通常機械式PCAポンプを使用してPCA投与します。

① フェンタニル

　持続投与量：0.5〜1 μg/kg/hr

　PCAを併用する際は、0.5 μg/kg/hr以下にして1時間の投与量をPCA投与量とします。

　例：25 μg/hr＋PCA 25 μg（ロックアウトタイム10分）

② モルヒネ

　持続投与なし（機械式PCAポンプが必要）

　PCA 1 mgとしてロックアウトタイム10分とします。

4 術後診察

　麻酔管理で最も重要なのは術後診察です。いくら自分で良い麻酔管理を行ったと思っていても患者の立場からの評価は異なっていることがあります。患者にとって快適な麻酔が提供できているかどうか必ず確認します。

　手術当日に確認するポイントは、術後痛や悪心・嘔吐、術中覚醒の有無などです。硬膜外麻酔を併用していれば、鎮痛の状態だけでなく、血圧低下や下肢の麻痺の有無など合併症についても確認します。神経ブロックの場合も鎮痛状況だけでなく、運動神経の麻痺の程度や範囲を確認します。氷で予定した範囲の感覚が消失しているかを確認するのも重要です。

　2日目以降は、離床の状況や食事の摂取も確認します。患者は医師と看護師では訴えが異なることがあるので看護記録も参照しましょう。

　平日は忙しい病棟も週末は落ち着いています。こちらもゆっくりと手術後の

患者と話をすることができます。その週に麻酔した症例を土曜日に一気に回診する「週末回診」は専門医前の麻酔科医にお勧めの習慣です。

5 明日の症例に向けて

　このようにして症例の評価を一例一例きちんと行っていきます。計画どおりできたこと、できなかったことをまとめておきましょう。どのような症例でも、次の症例に生かすことのできるポイントがあります。今日よりも明日の症例をよりよい麻酔管理にできるように日々学んでいくのが麻酔科医としての最も重要な姿勢です。

はじめての麻酔科学　　　　　　　　　　　　　　　＜検印省略＞

2016年5月1日　第1版第1刷発行

定価（本体3,600円＋税）

　　　　　著　者　森　本　康　裕
　　　　　発行者　今　井　　　良
　　　　　発行所　克誠堂出版株式会社
　　　　　〒113-0033　東京都文京区本郷3-23-5-202
　　　　　電話 (03)3811-0995　振替 00180-0-196804
　　　　　URL　http://www.kokuseido.co.jp

ISBN 978-4-7719-0461-3　C3047　￥3600E　　　　印刷　三美印刷株式会社
Printed in Japan Ⓒ Yasuhiro Morimoto, 2016

・本書の複製権・翻訳権・上映権・譲渡権・公衆送信権（送信可能化権を含む）は克誠堂出版株式会社が保有します。
・本書を無断で複製する行為（複写，スキャン，デジタルデータ化など）は，「私的使用のための複製」など著作権法上の限られた例外を除き禁じられています。大学，病院，診療所，企業などにおいて，業務上使用する目的（診療，研究活動を含む）で上記の行為を行うことは，その使用範囲が内部的であっても，私的使用には該当せず，違法です。また私的使用に該当する場合であっても，代行業者等の第三者に依頼して上記の行為を行うことは違法となります。
・[JCOPY]＜(社)出版者著作権管理機構　委託出版物＞
本書の無断複写は著作権法上での例外を除き禁じられています。複写される場合は，そのつど事前に(社)出版者著作権管理機構（電話 03-3513-6969，Fax 03-3513-6979，e-mail：info@jcopy.or.jp）の許諾を得てください。